# L'émancipation de l'odontologie française

## Une longue marche

Médecine à travers les siècles

*Collection dirigée par le Docteur Xavier Riaud*

L'objectif de cette collection est de constituer « une histoire grand public » de la médecine ainsi que de ses acteurs plus ou moins connus, de l'Antiquité à nos jours.
Si elle se veut un hommage à ceux qui ont contribué au progrès de l'humanité, elle ne néglige pas pour autant les zones d'ombre ou les dérives de la science médicale.
C'est en ce sens que – conformément à ce que devrait être l'enseignement de l'histoire –, elle ambitionne une « vision globale » et non partielle ou partiale comme cela est trop souvent le cas.

Dernières parutions

Philippe VIOLAS, *Les bossus au cours de l'histoire. Perceptions profanes et scientifiques*, 2025.
Yves CATONNÉ, *Grands médecins de Martinique. Hippolyte Morestin, Raymond Garcin, Jude Turiaf, Raymond Roy-Camille*, 2025.
ASSOCIATION UNIVERSITAIRE D'ODONTOLOGIE GARANCIÈRE (dir.), avec la collaboration de la Dr Ava Bismuth Pariente et Commentaires de Xavier Riaud, *De L'École odontotechnique de Paris à l'U.F.R. d'odontologie. 50 ans d'Entretiens de Garancière*, 2025.
Patrice PINET, *Beethoven face à la maladie et aux médecins*, 2025.
Sylvie MAS, *Le statut des émotions dans l'Antiquité grecque et chinoise*, 2025.
Sylvie MAS, *Santé globale. Des soins de santé primaires à la santé intégrative*, 2025.
Michel A. GERMAIN, *Les pionniers de la microchirurgie*, 2025.
Hubert JOHANET, *La chirurgie cœlioscopique Histoire d'une révolution*, 2025.
Jacques VASSAULT, *Contribution à l'histoire de l'asile d'aliénés d'Évreux. Tome IV : Les situations*, 2025.
Jacques JAUME, *Georges Simenon, Maigret et la médecine*, 2025.
Wies DULFER, *Ethnomédecine et soins oculaires modernes au Tchad. Une croisade contre la cécité*, 2025.
Xavier RIAUD, *Histoire de la dentisterie vétérinaire*, 2025.
Xavier RIAUD, *Histoires de l'art dentaire*, 2025.

Guy Robert

# L'émancipation de l'odontologie française

## Une longue marche

*Préambule du Dr Xavier Riaud*

*Préface du Dr Pierre-Olivier Donnat*

L'Harmattan

5-7, rue de l'École-Polytechnique - 75005 Paris
www.editions-harmattan.fr
ISBN : 978-2-336-57971-9
EAN : 9782336579719

*Les politiciens considèrent que les idées leur appartiennent quand ils n'en sont que les serviteurs. Les idées devraient se constituer en syndicat.*

Tristan Bernard (1866-1947)
Écrivain et romancier

*Quand je crois à quelque chose, je me bats de toutes mes forces pour le défendre.*

Steve McQueen (1930-1980)
Acteur et producteur

En hommage à Jean-Claude Chardon, Jacques Monnot et Jean Schirrer, mes alter ego en syndicalisme, ainsi qu'à Jacques Charron et Jean-Pierre Blanchet, mes mentors.

# PRÉAMBULE

Il est assurément des préambules/préfaces qui comptent plus que d'autres. Ce texte en fait partie.

Il ne le sait pas, mais la première fois que j'ai rencontré le Dr Guy Robert, c'était à la remise de mon prix de thèse de doctorat en 1998, à Paris, au Sénat, par l'Académie nationale de chirurgie dentaire. Il assurait un interlude par une présentation entre deux moments de la soirée. J'avoue avoir oublié la thématique abordée lors de cette communication. J'espère que notre auteur me le pardonnera, mais je n'ai jamais oublié ce moment par contre.

Tout comme je n'ai jamais oublié les lectures des articles écrits par lui dans le *Chirurgien-dentiste de France* puisque j'ai été membre de la CNSD (Confédération nationale des syndicats dentaires devenue les Chirurgiens-dentistes de France (CDF) depuis) pendant plus de 10 années. Grâce à mon ami et maître, le Dr Henri Lamendin, j'ai même eu la chance et le privilège d'écrire des articles dans la revue de ce syndicat.

Moi, l'historien, je n'ai pas oublié non plus l'engagement et l'engouement du Dr Guy Robert pour l'histoire de notre profession. Il a contribué à la création du Musée d'histoire de l'art dentaire virtuel. Tous les mobiliers, tous les objets et les instruments prenaient désespérément la poussière dans les caves de l'AP-HP ! Il leur a donné une seconde vie offerte aux yeux du public, d'accès libre et gratuit. Bien que j'aurais des choses à suggérer pour son amélioration, quelle belle initiative, quelle initiative unique même à ce jour en France !

Lorsque j'ai créé la Collection Médecine à travers les siècles aux Éditions L'Harmattan en 2006, que je dirige toujours, je ne pensais pas que près de 20 ans après on me solliciterait pour assurer des commémorations de notre belle profession. J'ai ainsi pu assurer la réalisation, seul, d'un livre pour la commémoration des 75 ans de l'Ordre national des Chirurgiens-dentistes à la demande du président de l'époque ou plus récemment j'ai pu concevoir entièrement un livre pour les 50 ans des Entretiens de Garancière à la demande des deux coprésidents de 2025. J'ai aussi corrigé tous les panneaux de l'exposition des 100 ans du dentiste de réserve au Musée du Service de Santé des Armées au

Val-de-Grâce conçue par le président de la FNCDR (Fédération nationale des chirurgiens-dentistes de réserve), le Dr Michel Mienville, à sa demande également, exposition à laquelle j'ai apporté également mon lot d'archives et de photographies.

Lorsque le Dr Guy Robert, par l'entremise d'Alexandre de Cambolas, directeur de la rédaction du *Chirurgien-dentiste de France* (actuel *CDF Mag*), a contacté les Éditions L'Harmattan qui m'ont transmis son manuscrit pour avis, il était donc primordial pour moi que ce livre aboutisse. Essentiel même.

Sur le plan historique, je suis un spécialiste du XX$^{e}$ siècle jusqu'à l'immédiat après Seconde Guerre mondiale. Quand j'ai reçu ce texte, il venait compléter toutes mes connaissances, tout mon savoir sur la deuxième partie de ce siècle, dont, je l'avoue volontiers, je suis plutôt ignorant. Il ne fallait surtout pas passer à côté. De plus, comme précédemment évoqué, le nom de Guy Robert m'était familier. Enfin, il s'agissait d'un vrai témoignage, d'un vécu professionnel inestimable.

Pour toutes ces raisons, publier ce travail est devenu une évidence. Quand, pour finir, on le lit, on constate qu'il est riche, dense et incontournable quant à l'histoire de notre profession, quant aux réformes qui ont prédominé les 50 ans qui ont suivi la Deuxième Guerre mondiale. *« À travers les yeux d'un homme, d'un militant... »* pourrait-on ajouter.

Et quel militant ! Un homme à la foi inébranlable ! Quel témoignage, quelle connaissance sur son temps ! Et surtout quand on y réfléchit un peu, quel amour pour sa profession, quelle dévotion et quelle abnégation, car les moments difficiles ont dû être nombreux !

La phrase précédemment citée de Steve McQueen prend alors tout son sens, toute sa force. Je ne l'ai pas choisie par hasard.

Lorsque j'ai demandé au Dr Guy Robert de faire le préambule de cet ouvrage et lorsqu'il a accepté, il m'a fait un immense honneur. Je suis très fier d'avoir pu aider à sa publication.

C'est l'histoire de la profession dentaire, d'un homme investi d'une mission sacrée que vous allez découvrir pour l'anniversaire des 90 ans d'un syndicat, la CNSD, nouvellement CDF, qui fut créé en 1935.

Bonne lecture ! Bon anniversaire à la CNSD, aux CDF ! Et merci M. Robert pour tout ce que vous avez fait et tenté pour nous, la génération de jeunes dentistes qui vous a succédé ainsi que pour celles d'après bien évidemment.

Dr Xavier Riaud
Lauréat et membre titulaire de l'Académie nationale de chirurgie dentaire
Membre libre de l'Académie nationale de chirurgie
Médaille de vermeil du Conseil national de l'ordre des chirurgiens-dentistes

# Préface

En tenant entre ses mains ce livre, le lecteur s'apprête à parcourir bien plus qu'un récit historique : il découvre le témoignage vibrant d'un homme qui, par son engagement inébranlable, a contribué à façonner toute l'odontologie française. Guy Robert, figure emblématique de notre profession, nous offre ici une plongée dans les luttes, les espoirs et les conquêtes qui ont marqué les décennies de combats pour la reconnaissance de notre discipline.

Ce n'est pas seulement l'histoire d'une profession qui s'écrit dans ces pages, mais celle d'une quête collective pour l'autonomie et l'excellence. À travers son regard de syndicaliste, de militant et d'acteur clé, Guy Robert nous rappelle que chaque avancée – qu'il s'agisse du droit de prescription comme fondement de notre capacité professionnelle, de l'instauration du doctorat ou de l'émancipation de l'enseignement odontologique – a été le fruit d'une détermination sans faille. Ces victoires, arrachées à force de persévérance, ont permis à l'odontologie de s'affirmer comme une discipline médicale à part entière, libérée de la tutelle du corps médical.

Ce livre est aussi un hommage à celles et ceux qui, dans l'ombre ou sous les projecteurs, ont porté cette ambition. Des étudiants révoltés de 1958 à l'Union des jeunes chirurgiens-dentistes comme émanation de la Confédération nationale des syndicats dentaires (CNSD), en passant par les dirigeants syndicaux et les enseignants visionnaires, tous ont contribué à écrire cette histoire. Guy Robert, en tant que témoin et acteur de premier plan, nous livre un récit à la fois personnel et universel, où se mêlent les défis d'une époque et les convictions d'un homme.

À l'heure où l'évolution de notre profession s'accélère, ce témoignage nous rappelle l'importance de préserver l'héritage de ceux qui ont tracé la voie. Il nous invite aussi à rester vigilants, innovants et solidaires, pour que l'odontologie française poursuive son chemin avec la même exigence et la même passion.

En tant que natif de Dijon, ville dans laquelle j'ai été son voisin, et successeur à son poste de secrétaire général confédéral, je tiens à rendre un hommage empreint du plus profond respect et de toute mon amitié à Guy Robert pour ce travail de mémoire, qui éclaire notre passé et inspire notre avenir. Puissent ces pages résonner comme un appel à perpétuer l'esprit de conquête et de confraternité qui a toujours animé notre profession.

Dr Pierre-Olivier Donnat
Président des Chirurgiens-dentistes de France (CDF)

# PREMIÈRE PARTIE

# CHAPITRE I

# LA PRÉCARITÉ DE L'ENSEIGNEMENT DE LA CHIRURGIE DENTAIRE DE 1892 À 1945

## *1- L'éveil de l'enseignement de l'odontologie*

Le diplôme de chirurgien-dentiste a été institué en 1892, douze ans après la création de l'École dentaire de Paris par Charles Godon. Il constitue l'acte fondateur en France de l'enseignement d'une pratique exercée depuis des siècles de manière empirique. Cependant, au siècle des Lumières, Fauchard avait déjà établi les bases et les contours d'une discipline originale. Mais, l'art dentaire était affublé de la réputation des arracheurs de dents menteurs et bonimenteurs qui parcouraient les foires, et les marchés. Ils ont inspiré beaucoup de tableaux les représentant sur leur estrade ornée de guirlandes faisant croire qu'ils opéraient sans douleur et vantant l'efficacité de leurs liqueurs apaisantes. Pourtant, au-delà du charlatanisme qui sévissait dans tous les domaines de la médecine, nos prédécesseurs dentistes du XIX$^{e}$ siècle étaient des autodidactes faisant preuve de connaissances et de pratiques transmises au cours d'une histoire millénaire. Cependant à cette époque pastorienne, la Médecine n'était qu'à l'orée d'un extraordinaire développement. Les dentistes ayant pignon sur rue étaient pour leur époque des praticiens de valeur recherchant constamment des techniques opératoires au moyen d'instruments et d'équipements de mieux en mieux conçus. Au cours du XIX$^{e}$ siècle, quelques-uns ont fait des études aux États-Unis, en Angleterre et même en Suisse. C'est le cas de Thomas Evans, le dentiste qui a exfiltré l'impératrice Eugénie en Angleterre au lendemain de l'abdication de Napoléon III en 1870.

Durant les vingt dernières années du XIX$^{e}$ siècle, il était temps de normaliser l'enseignement dentaire afin de transmettre les connaissances nécessaires pour pratiquer une discipline où l'œuvre d'art s'associe au savoir médical. C'était d'autant plus impératif qu'une grande partie des médecins exigeait que la sphère orodentaire soit traitée par des docteurs en médecine. Des textes ont été prévus à cet effet sous Napoléon III. Heureusement, ils n'ont pas pu être appliqués.

### *2- La création des écoles dentaires à Paris : confirmation de la spécificité de l'odontologie en France*

Sous la toute nouvelle III$^{e}$ République, Jules Ferry autorise la création des enseignements techniques, pratiques et même de facultés libres pour contrecarrer les institutions catholiques des Jésuites. C'est dans ce contexte que le Cercle des Dentistes de Paris, sous l'impulsion de Charles Godon, a créé l'École dentaire de Paris en 1880. D'autres confrères, guidés par Edmond Andrieux, président de la Chambre syndicale des Dentistes, ont ensuite fondé l'École dentaire de France en 1884. Elle changera rapidement d'appellation pour devenir l'École odontotechnique, puis odontologique de Paris (Garancière). De 1892 à 1914, sous l'influence d'enseignants à l'exemple de Charles Godon, notre profession a connu un essor prometteur. Au début du XX$^{e}$ siècle, notamment à Nantes, à Nancy, à Lyon, des institutions dirigées par des chirurgiens-dentistes notoires dispensent un haut niveau d'enseignement. Déjà, à cette époque, de nombreux enseignants se sont rendus à l'étranger, notamment aux États-Unis pour acquérir de solides compétences.

Il est bon de rappeler que les chirurgiens-dentistes français, toujours sous l'impulsion de Charles Godon, ont créé la Fédération dentaire internationale et organisé son premier congrès à Paris en 1900. Réunissant des praticiens européens et américains dont les exercices connaissent un développement affirmé, ce congrès a mis en relief l'existence d'une odontologie mondiale.

### *3- 1892/1914, la dynamique de l'odontologie est combattue par des médecins chirurgiens spécialisés en chirurgie orobuccale sous l'influence de Félix Magitot et de ses disciples*

À la fin du XIX$^{e}$ siècle, la percée dynamique, effectuée par des dentistes résolus à donner aux futurs dentistes un enseignement autonome, va se heurter à une opposition virulente de chirurgiens réputés mettant en cause la capacité d'exercice des « dentistes ».

Ils estiment qu'eux seuls, docteurs en médecine, peuvent se targuer d'exercer dans la sphère bucco-dentaire.

Une application de plus en plus large des pratiques d'anesthésie générale et de radiographie conforte leurs exigences. La publication en 1888 du *Traité complet de stomatologie* du Dr Félix Magitot, consacré aux maladies orales, engendre une forte opposition du corps médical à l'égard du diplôme de chirurgien-dentiste. Il exige un seul doctorat réservé à la médecine qui autorise, seul, de traiter les affections de la bouche et les dents. Jusqu'à son décès en 1897, Félix Magitot multiplie les démarches pour abolir le diplôme de chirurgien-dentiste.

Son opposition virulente constitue le point de départ d'une longue période de rapports tumultueux entre la stomatologie et l'odontologie. Elle a duré un siècle !

En 1909, le Dr Paul Pirès, disciple de Magitot, fonde l'École française de stomatologie. Il donne ainsi naissance à une spécialité chirurgicale insérée parmi celles déjà existantes consacrée à la chirurgie maxillo-faciale. Mais, la stomatologie a du mal à s'imposer. Elle ne trouve une influence marquante qu'en 1944, lorsque l'École française de stomatologie est intégrée au sein des Facultés de médecine.

Au cours de la première moitié du XX$^{e}$ siècle, on compte très peu de stomatologues. Ils peuvent certes se targuer d'une formation universitaire, mais ils ne sont pas assez nombreux pour établir un maillage de praticiens suffisant pour assurer les soins oro-bucco-dentaires de la population. C'est la faiblesse de cette spécialité qui, voulant prendre en charge l'art dentaire, compense ses insuffisances sociales en manifestant un esprit de supériorité assorti de mépris cherchant à étouffer l'essor de l'odontologie.

En 1914, les stomatologues ne sont pas nombreux : moins de 25, mais chirurgiens de la face, ils ont participé aux traitements chirurgicaux des horribles blessures consécutives à la guerre afin de redonner un visage acceptable aux Gueules cassées. Puis, dans les années 1920, ces cas douloureux diminuent et la stomatologie, uniquement consacrée à la chirurgie des maxillaires, de la bouche et des dents, prend du temps à s'affirmer sous le regard plus ou moins bienveillant des confrères spécialisés en chirurgie réparatrice maxillo-faciale, et en oto-rhino-laryngologie. Ne pouvant abroger l'enseignement des écoles dentaires, les médecins stomatologues s'acharnent à le dominer afin de générer des dentistes paramédicaux, à capacité réduite, soumis à leur contrôle médical. Cela dure un siècle !

Des chaires de clinique stomatologique sont instituées à partir de 1932 à Bordeaux et en 1939 à Marseille avec le Pr Beltrami, un des mandarins les plus opposés à l'instauration de la capacité professionnelle pleine et entière des chirurgiens-dentistes résultant d'une formation universitaire autonome.

*4- Après la Première Guerre mondiale, les dentistes diplômés exercent sans réglementation au milieu d'un marasme d'exercice illégal*

De sombres contingences géopolitiques et sociologiques consécutives à l'effroyable guerre de 14-18 bouleversent les équilibres économiques, et sociaux des États européens. En France, l'odontologie subit des effets qui retardent très longtemps l'instauration d'un enseignement universitaire. Tout d'abord, les écoles et autres centres de formation sont mal répartis. De plus, le brevet élémentaire suffit pour suivre l'enseignement dentaire. C'est dire qu'aucune perspective n'existe pour atteindre des échelons universitaires. En outre, les dentistes en raison de leurs techniques prothétiques paraissent, aux yeux d'un public peu averti, exercer une profession autant artisanale que médicale. En outre, la fameuse crainte du dentiste ne favorise pas l'accès aux soins. Il faut également rappeler que la Grande Guerre a été un massacre de jeunes hommes et de dentistes diplômés. Plus de 90 figurent sur les monuments aux Morts.

Ensuite, de nombreuses pratiques illégales ne peuvent être combattues en l'absence de réglementations. Après la Guerre, des mesures transitoires ont favorisé l'obtention des diplômes, la rumeur prétend même qu'on peut en acquérir ! Par ailleurs, beaucoup de praticiens possèdent leur propre laboratoire de prothèses et laissent leurs mécaniciens-dentistes exécuter la pose de prothèses mobiles.

Notre confrère Roger Renault, premier secrétaire général adjoint de la Confédération nationale des syndicats dentaires (CNSD) en

1935, m'a rapporté qu'au cours de la première moitié du XX$^{e}$ siècle, il existait un syndicat de mécaniciens-dentistes propriétaires de cabinets dentaires loués à des chirurgiens-dentistes. C'est la porte ouverte à l'exercice illégal au sein même des cabinets dentaires. Toutefois, dans ce désordre, une élite professionnelle ranime sans cesse la flamme de l'odontologie avec le soutien des entreprises d'équipement et de fournitures dentaires pour dentistes.

Malgré des conditions d'exercice peu cohérentes, des praticiens de grande qualité comme Marmasse, Lentulo, Villain ont fait progresser, par leurs recherches personnelles et leurs expertises d'enseignants, l'art dentaire. Ils tirent bénéfice du concours des sociétés industrielles pharmaceutiques et de négoces consacrées aux cabinets dentaires, et aux laboratoires de prothèses.

On ne dira jamais assez combien ces sociétés par leur génie créateur ont participé au développement de la chirurgie dentaire. On peut citer à l'étranger Ash, S. S. White, Ritter et, en France, Quetin, Micromega créée en 1905 par Étienne Garnier, un homme extraordinaire qui a permis notamment le développement de l'endodontie et de Septodont, une entreprise familiale fondée en 1932, qui aujourd'hui connaît un développement mondial produisant notamment des anesthésiques locaux de grande sécurité d'emploi et d'aiguilles à injection à usage unique. Dans les années 1930, les entreprises de fournitures et équipements pour chirurgiens-dentistes ont été productives jusqu'à la veille de la Seconde Guerre mondiale. Leurs innovations reflètent la vivacité de la santé bucco-dentaire tant au niveau clinique qu'à l'aspect technique de laboratoire. Elles le démontrent au cours de la Semaine odontologique qui rassemble un grand nombre d'exposants et réunit des milliers de dentistes. L'organisation de la Semaine odontologique sera transmise à la nouvelle CNSD, créée en 1935, affirmant ainsi la respectabilité de l'exercice dentaire.

*5- 1935 : création de la Confédération nationale des syndicats dentaires*

Dans les années 1930, il existe des syndicats dentaires régionaux, mais pas de mouvement syndical national centralisé pour défendre la profession dentaire. Un groupe de confrères prend conscience qu'il est temps de faire front aux exercices illégaux et d'exiger que le baccalauréat soit nécessaire pour entreprendre les études dentaires. Les syndicats régionaux s'unissent pour créer, en 1935, la Confédération nationale des syndicats dentaires qui a pour objectif la lutte contre les illégaux et l'obligation du baccalauréat pour entamer des études dentaires. Elle est présidée par Maurice Vincent, chirurgien-dentiste, ancien professeur à Lille et ancien député du Nord durant huit ans, jusqu'en 1936. La profession doit beaucoup à cet homme extraordinaire.

En avril 1939, les pouvoirs publics répondent après 4 années d'existence de la CNSD à son exigence de baccalauréat. C'est la première grande victoire syndicale d'autant qu'elle a permis de mieux s'opposer à l'exercice illégal qui était une de ses principales préoccupations. Mais, elle est gagnée à 4 mois du déclenchement de la Seconde Guerre mondiale... Durant les cinq années suivantes, toutes les activités humaines subissent de douloureux et tragiques cataclysmes gardant toutefois l'espoir de reprendre vie dans un monde meilleur.

*6 - L'instauration des ordres corporatifs par l'État français du maréchal Pétain*

De 1940 à fin 1944, la période ne se prête pas à envisager de profondes réformes universitaires. On manque de tout. Exercer en situation de pénurie consiste d'abord à régler les problèmes immédiats. Sans doute, nos confrères qui exercent de leur mieux à cette époque, la plupart étant d'âge mûr, ont conscience qu'à la fin du cauchemar, il faudra rattraper le temps perdu et réintégrer socialement les prisonniers, les déportés, les jeunes requis par le S. T. O. ainsi que les Résistants du maquis. Heureusement, le baccalauréat indispensable pour entreprendre des études dentaires est un fait acquis. Après l'armistice de 1940, le gouvernement du maréchal Pétain interdit les syndicats. La CNSD est mise en hibernation.

Une politique totalitaire, dite de Révolution nationale, crée des ordres corporatistes pour les professionnels libéraux. Les corps intermédiaires étant supprimés, leur mission est d'inscrire sur des listes les professionnels libéraux possédant les capacités nécessaires au service des besoins essentiels de la population dans les domaines de la médecine, du droit, du chiffre et du cadre de vie. Mais, c'est aussi le moyen d'éliminer les professionnels libéraux juifs. C'est une tache honteuse qui a marqué, à la Libération, les nouveaux ordres, pourtant créés par le général de Gaulle, dans de nobles intentions, qui demandera beaucoup de temps pour l'effacer. Les dentistes, considérés comme auxiliaires, sont représentés au sein d'une section de l'ordre des médecins et sont moins exposés à la vindicte populaire de l'après-guerre. Pourtant, la conception méprisable des ordres par Vichy a eu l'effet bénéfique de rejeter des listes ordinales les prétendus dentistes sans diplôme ou les mécaniciens-dentistes travaillant au sein des cabinets dentaires. La publicité est interdite et les cabinets tenus par des mécaniciens-dentistes entrent dans l'illégalité. Et pourquoi ne pas rappeler que le président de la section dentaire de l'ordre des médecins de Vichy, le médecin dentiste Chactas Hulin qui a organisé en 1942 le cinquantenaire du diplôme de chirurgien-dentiste et qui a proposé, dans un discours enflammé, la création d'un doctorat ? Les comités d'épuration en 1945 n'ayant pas retenu d'infamies dans ses activités au sein de l'ordre, il est resté très apprécié par ses confrères, y compris ceux qui ont participé activement aux mouvements de la Résistance. Dans le livre édité pour commémorer les 75 ans de l'Ordre national des chirurgiens-dentistes réalisé par mon confrère Xavier Riaud, le même qui a mis en pages et conçu ce livre, il est longuement fait état de l'étonnant parcours de Hulin. Apprenti pâtissier, autodidacte, doté d'un simple brevet des études, il est devenu un chirurgien-dentiste de premier plan, reconnu par ses pairs, ayant soutenu en 1941 une thèse de doctorat en médecine sur les *Paradontoses Pyorrhéiques*. Il est élu président du nouvel ordre des chirurgiens-dentistes de 1946 à 1948 créé après la guerre. Aujourd'hui encore, une maison dentaire de Dordogne porte son nom.

# CHAPITRE II

# À LA LIBÉRATION, CRÉATION DE LA SÉCURITÉ SOCIALE ET DE L'ORDRE DES CHIRURGIENS-DENTISTES

## *1- Un pays dévasté et une population en mauvais état de santé*

Le gouvernement provisoire du général de Gaulle donne suite aux préconisations du Conseil national de la Résistance qui a élaboré à Alger les axes d'une politique globale favorisant le renouveau de notre pays. Il faut reconstituer et rendre plus dynamiques toutes les structures administratives, techniques et économiques de l'État, et donner un élan empreint d'humanité au pays. La guerre a laissé une population dénutrie. La tuberculose, la poliomyélite et les maladies infantiles font des ravages. Les victimes du nazisme, prisonniers et déportés, ont besoin de soins d'urgence. La protection sociale est une des premières préoccupations gouvernementales.

Il faut d'abord mettre de l'ordre dans les multiples organismes de protection sociale, corporatifs ou associatifs, en unifiant leurs prestations, tout en conservant pour certaines leur originalité, comme celles des mineurs et des cheminots afin de ménager la reprise des activités liées à l'énergie, et aux transports. La santé et la vieillesse sont donc réunies dans un train d'ordonnances en octobre 1945.

Dans le domaine de la santé, le gouvernement travailliste anglais, qui a à résoudre les mêmes problèmes sociaux, vient de fonder un service national de santé.

## *2- Le pragmatisme du gouvernement du général de Gaulle*

En France, les urgences médicales et les aléas sociaux ont rendu le gouvernement provisoire beaucoup plus pragmatique. Le ministre du Travail Ambroise Croizat, un communiste pourtant favorable aux services publics, a compris que le réseau des praticiens libéraux et celui des cliniques privées sont, dans toute la France, immédiatement accessibles. Il est donc préférable de les intégrer et de les responsabiliser dans les réformes de la politique de la santé.

La Sécurité sociale est donc établie par un train d'ordonnances en septembre 1946 basées sur le principe de la solidarité nationale.

*3- Renaissance de la Confédération nationale des syndicats dentaires. Le lourd climat vécu après la Libération*

Après le rétablissement des syndicats par l'ordonnance du 14 décembre 1944, la CNSD reprend ses activités en 1946. Elle se veut une interlocutrice de choix du pouvoir en place. Son bureau est dirigé par Édouard Rand de la section du Rhône. Il a enseigné à l'École dentaire de Lyon. Maurice Vincent, fondateur et premier président de la CNSD en 1935, occupe le poste de secrétaire général. Ces hommes remarquables sont porteurs d'une caution morale indiscutable à une époque où les règlements de compte et la chasse aux collaborateurs créent un climat de suspicion intense.

Maurice, Vincent restera secrétaire général jusqu'en 1958. Édouard Rand abandonnera, pendant un temps, la présidence pour la reprendre afin de traiter en partenaire social l'entrée des professions de santé dans l'exercice libéral contractuel entre 1954 et 1958. Tous deux ont eu la forte conviction qu'une profession de santé ne peut être pleinement reconnue que si ses services sont eux-mêmes reconnus par la population.

Cette conception d'un syndicalisme agissant au centre des évolutions et des mutations de notre société se poursuit encore de nos jours, selon l'expression actuelle, l'ADN de la CNSD, désormais les CDF.

Dès son renouveau, la Confédération a subi le climat instable d'une époque où les pénuries ont rendu difficile l'exercice professionnel. Par ailleurs, le contrôle des prix devient exigeant. Pour informer les confrères, le *Dentiste de France* paraît à nouveau et, pour se redonner confiance, la Semaine odontologique retrouve modestement son rôle de vitrine des mutations des pratiques dentaires par des séances de formation, et ses stands de fournitures à la Maison de la Chimie à Paris.

On ne peut mesurer actuellement combien il a été important, après la Libération, d'appartenir à la France qui a su s'opposer à l'Occupation nazie. La profession dentaire n'a pas trop pâti de la rancœur consécutive à des faits de collaboration. Elle a bénéficié du rayonnement d'une icône de la Résistance, Danielle Casanova, chirurgien-dentiste, qui a participé, dans les années 30, à l'Union fédérale des étudiants pour la branche dentaire. Elle a été une idéaliste qui a adhéré aux Jeunesses communistes en militant activement en faveur de l'émancipation des femmes. Elle a exercé en libéral un certain temps avant la Guerre, rue du Four à Paris. En 1942, entrée dans la Résistance, elle est arrêtée par la Gestapo (Aragon a évoqué son arrestation dans un poème). Déportée à Auschwitz, elle est vénérée par ses compagnes de misère, des Résistantes de toutes origines sociales, qui ont puisé en elle la force de tenir face à l'indicible horreur. Après la Guerre, cette jeune femme, morte du typhus dans la nuit du 9 au 10 mai 1943, qui a été une des dentistes du camp de concentration, a fait l'objet d'un culte entretenu par le Parti communiste si influant à cette époque.

De l'avis même de mes confrères aînés qui ont bien connu cette période, Danielle Casanova a contribué à valoriser le rôle bienfaisant de l'Art dentaire dans les remous de l'après-guerre.

### *4- Le gouvernement veut, en matière de santé, établir les aides sociales sur des bases saines et solidaires. La création des ordres*

Le nouveau pouvoir veut s'assurer que les fonds sociaux de la solidarité nationale sont bien consacrés aux remboursements de traitements effectués par des praticiens possédant des qualités professionnelles et morales reconnues. C'est sans doute dans cette intention que le gouvernement du général de Gaulle a instauré, par ordonnances en février 1945, les ordres professionnels des médecins, des chirurgiens-dentistes et des sages-femmes. La création de l'ordre des chirurgiens-dentistes constitue la reconnaissance de la spécificité de l'odontologie. Le gouvernement du général de Gaulle a fait preuve de réalisme en instaurant les ordres des professions vouées aux besoins essentiels de la population.

Il était urgent de constituer une ossature administrative et disciplinaire prête à garantir les intérêts des malades et des patients. Il a fallu protéger la population dans l'ambiance de l'après-guerre où perdurent le marché noir et les combines illégales. C'est pour répondre à ces ténébreuses contingences sociales que les ordres ont été conçus comme des organismes de défense de consommateurs. Ne possédant aucune vocation syndicale, ils ont été exempts des préoccupations temporelles, mais ils ont eu pour mission de veiller à long terme à ce que l'application des règles définies par le Code de la Santé relève de professionnels dûment qualifiés.

Beaucoup s'étonnent encore aujourd'hui que les ordres aient été établis au regard du mauvais souvenir laissé par les ordres corporatifs de Vichy. En réalité, le nouveau pouvoir a voulu créer, pour des professions indépendantes qui touchent à l'intime, un organisme considéré comme une personne morale de droit privé, en charge d'une mission de service public. Le gouvernement du général de Gaulle a sacralisé le mandat accordé aux ordres, spécifiquement ceux des professions de santé.

La création de l'ordre des chirurgiens-dentistes a donné un titre de noblesse à l'odontologie, sans doute au grand dam des autorités médicales, moins écoutées après la Libération. En effet, trop de « grands patrons » ont fermé les yeux sur les lois antisémites du gouvernement de Vichy.

Cependant, dans le libellé de l'ordonnance créant l'ordre des chirurgiens-dentistes, il est écrit qu'il est ouvert à toute personne habilitée à exercer l'Art dentaire. Aussi, a-t-il été soumis à une domination prégnante des médecins pratiquant l'Art dentaire qui ont pu choisir d'être inscrit soit à l'ordre des médecins, soit à celui des chirurgiens-dentistes. Les médecins stomatologues ont disposé, dans les conseils départementaux d'un ou deux représentant(s) en fonction du nombre de chirurgiens-dentistes inscrits. De plus, la section disciplinaire dépend de l'ordre des médecins qui y est dûment représenté par quatre membres désignés par leur Ordre national.

Il faudra, sur l'insistance de l'Union des jeunes chirurgiens-dentistes (UJCD), attendre les réformes d'après 1968, pour que l'ordre des chirurgiens-dentistes s'affranchisse totalement de la présence des stomatologues inscrits sur les listes des personnes habilitées à exercer la profession de chirurgien-dentiste.

Mais, disons-le tout net, la création de l'ordre des chirurgiens-dentistes a été le premier pas décisif vers la reconnaissance de l'autonomie d'une profession de santé de plein exercice. L'ordre en tant que *« personne morale »* est indispensable à l'existence de pratiques respectueuses du serment d'Hippocrate. Le pouvoir médical n'a pas tardé à s'opposer avec virulence à cette émancipation.

# CHAPITRE III

# EN 1948, COUP DE JARNAC : L'ARRÊTÉ POINSO-CHAPUIS EN 1949, LA RÉFORME DES ÉTUDES : LE PCB EST OBLIGATOIRE

*1- Et la stomatologie dans tout ça ?*

L'école française de stomatologie profite de l'opportunité des grands besoins de chirurgiens en médecine réparatrice de la sphère bucco-dentaire et maxillo-faciale.

En septembre 1944, l'école française de stomatologie est intégrée à la Faculté de médecine de Paris. Au début de l'après-guerre, les chaires de cliniques stomatologiques apparaissent dans la plupart des Facultés de médecine des grandes villes de province : Lille, Lyon, Nancy, Nantes et Toulouse. Les instituts dentaires des Facultés de médecine se multiplient. Cependant, les écoles dentaires privées, en raison de leur ancienneté, passent sous contrat avec les Facultés de médecine. C'est une avancée nécessaire.

Pour mieux exister, les titulaires de chaires de stomatologie placent sous leur tutelle l'enseignement dentaire. À Paris, le Pr Dechaume, récent titulaire de la chaire de stomatologie à la clinique de l'Hôpital de la Pitié-Salpêtrière, un grand patron chirurgien respecté, est à l'évidence consulté pour envisager l'amélioration de la formation des chirurgiens-dentistes. Durant ce temps, il prépare la prise en mains de l'ensemble des dentistes de l'après-guerre. Constatant que les stomatologues ne parviennent pas à assurer un maillage de tout le territoire, il admet qu'il faut former des praticiens, mais de façon restreinte quant à leur capacité professionnelle.

En 1949, le PCB devient obligatoire pour entreprendre des études dentaires placées sous l'égide des Facultés de médecine qui sont ainsi appelées à participer à l'élaboration des programmes des cinq années d'études, PCB compris, en mettant fin au stage de deux ans chez un dentiste. Le diplôme de chirurgien-dentiste est accordé au titre de *« chirurgien-dentiste de la Faculté de médecine de... »* et l'enseignement est unifié dans des programmes de

5 années. À première vue, cela paraît une avancée considérable. Mais, c'est oublier la volonté des professeurs de stomatologie de mettre sous leur emprise l'enseignement de l'odontologie et, par corollaire, mettre la main sur les qualifications professionnelles des chirurgiens-dentistes.

### *2- Le pouvoir médical face à la création de l'ordre des chirurgiens-dentistes. Coup de Jarnac : l'arrêté Poinso-Chapuis*

En 1948, madame Poinso-Chapuis, ministre de la Santé, a entravé par décret la capacité professionnelle des chirurgiens-dentistes en leur interdisant toute prescription médicale. Nul doute que ce sont les sommités médicales de la stomatologie qui l'ont convaincue d'apporter des modifications au Code de déontologie des chirurgiens-dentistes. Ce coup de Jarnac intervient en 1949, une année avant d'instaurer l'exigence du PCB pour entreprendre des études dentaires.

Même si l'on peut mettre temporairement en doute le socle de connaissances scientifiques, médicales et générales des dentistes diplômés d'avant 1940, c'est une bassesse d'envisager une réforme de l'enseignement limitant à long terme la capacité professionnelle de praticiens indispensables à la santé bucco-dentaire de la population.

### *3- La volonté impérieuse des mandarins de la stomatologie de placer sous leurs tutelles l'enseignement des chirurgiens-dentistes*

La spécialité de stomatologie n'a pas encore trouvé sa véritable place dans la sphère des spécialités chirurgicales orobuccales et réparatrices. Elle est encore en gestation puisqu'elle ne sera reconnue définitivement qu'en 1954. C'est pourquoi ses zélateurs veulent élargir leur influence en se dotant d'auxiliaires dentistes, à l'exemple des gynécologues avec les sages-femmes. L'enseignement des futurs chirurgiens-dentistes est donc placé sous l'autorité des Facultés de médecine sous la tutelle médicale des professeurs titulaires de chaires de clinique stomatologique et maxillo-faciale. Il faut attendre mai 1968 pour qu'il soit mis fin à leur entêtement ! Elle est alors englobée dans les spécialités chirurgicales maxillo-faciales et réparatrices. La stomatologie n'a pourtant pas un grand avenir, il faut le noter, car elle n'a pas d'équivalence dans les autres pays européens. À la fin de la guerre, la conscience d'une Europe unie traverse la plupart des esprits lucides.

Mais, beaucoup plus grave, cette réforme des études dentaires n'offre pas de perspectives d'émancipation à de jeunes étudiants munis du PCB, certificat propédeutique, leur permettant d'accéder à des degrés d'enseignement universitaire.

*4- Que de temps perdu !*

L'absolutisme d'un pouvoir médical impérieux et sourd à tout dialogue, méprisant la complémentarité des enseignements de l'odontologie et de la stomatologie, entravera l'exercice professionnel de milliers de chirurgiens-dentistes. L'esprit dominateur de ces responsables a contrarié les recherches universitaires fondamentales de l'odontologie, obligeant beaucoup de praticiens qui souhaitaient élever leur niveau professionnel à se rendre notamment aux États-Unis pour obtenir un DDS.

Malgré les brimades des recherches souvent effectuées à l'étranger, l'exercice professionnel connaît des avancées dans les domaines de l'orthodontie, de la parodontologie et de l'endodontie. Les traitements prothétiques bénéficient de technologies nouvelles. Les enseignants chirurgiens-dentistes, bien que ne possédant aucun titre universitaire, ont su dans les instituts des Facultés de médecine, entretenir la flamme de l'odontologie. Cela concerne aussi les fournitures et équipements. Les dix années qui suivent la réforme connaissent des innovations en matière de prise d'empreintes et de gnathologie avec les articulateurs Gysi.

Il faut citer l'exemple symbolique de la disparition brutale de la vulcanite, matériau de base des prothèses mobiles depuis près d'un siècle au profit des résines. La conception de traitements nouveaux engendre progressivement des conceptions nouvelles de travail mieux élaborées. Les units des cabinets dentaires sont conçus pour éviter au mieux la fatigue des praticiens et non pas l'inverse. Les praticiens s'adaptent à leur poste de travail. L'évolution des techniques de laboratoire connaissant des développements rapides, des laboratoires très bien équipés apportent un concours efficace comme celui d'Yvan Deschamps, concessionnaire Vitalium, avec l'arrivée d'éléments prothétiques coulés en nickel-chrome.

Ces évolutions ouvrent à partir de 1966 la voie aux doctorats de troisième cycle d'enseignement et de recherche que les professeurs de premier, et de second grade soutiennent dans les écoles dentaires jusqu'à la création des U. F. R. d'odontologie. Comment des chirurgiens brillants comme le Pr Michel Dechaume ont-ils pu être aussi peu clairvoyants ? Par d'évidentes analyses géopolitiques, ils auraient pu constater que les concepts de l'Art dentaire et de la Médecine ont toujours été concourants. Des formules de coopération harmonieuse ont existé dans d'autres pays socialement développés. Ce chaudron bouillonnant a déclenché un combat sans merci entre l'odontologie et la stomatologie pendant deux décennies. Il prend fin en 1968 par la disparition de la spécialité de stomatologie. Ce sera le début d'une nouvelle ère médicale.

La France connaît bientôt une période d'années exceptionnelles, celle des « trente glorieuses ». L'essor économique balaye les mandarinats et les patriarcats.

# Chapitre IV

# 1958 : Instauration du régime contractuel pour les professions de santé

### *1- Le retour au pouvoir du général de Gaulle modifie profondément les relations entre les professions de santé et les Caisses d'assurance maladie*

Un système contractuel de santé est instauré, modifiant profondément les conditions d'exercice des professionnels de santé pour les inclure dans une économie administrée.

Fort heureusement, l'économie mixte, basée depuis 1946 sur deux piliers, le public et le privé, semble durablement établie. Il n'aurait pas été de bonne politique de briser les réseaux du secteur privé répartis sur tout le territoire à proximité de la population. Les praticiens de famille, les cliniques privées laïques ou religieuses ne pouvaient être brutalement concurrencés. Il a donc été préférable de les associer à une nouvelle politique de santé, par contrat. Après les errances de la IV^e^ République, un renouveau politique global s'est révélé nécessaire.

Face aux progrès scientifiques et médicaux induisant en matière de santé de nouveaux besoins, la Sécurité sociale se devait d'évoluer en les prenant en compte. Les professionnels de santé libéraux ont donc été mis face à une nouvelle forme d'exercice, *« le libéralisme contractuel »*, présenté au Parlement par le ministre Paul Bacon, en 1959.

Cette initiative, nouvelle pour la France, est mise au point pour mettre en œuvre une protection sociale très avancée à l'instar de celle initiée par le chancelier allemand Bismarck, en son temps.

### *2- Le droit à la santé est un droit fondamental inscrit dans la Constitution*

Il a été quasiment impossible aux praticiens libéraux de refuser de participer à des accords conventionnels, négociés avec les caisses d'assurance maladie sous l'égide des pouvoirs publics démocratiquement élus, au risque d'être placés en dehors du champ de la protection sociale. Un tarif d'autorité a été prévu pour ceux qui ne voulaient pas s'engager dans cette voie. Mais, d'une manière plus concrète, on aurait vu se multiplier les cabinets des caisses de la Mutualité ou hospitaliers, soutenus par des mouvements associatifs et corporatifs comme ceux des mineurs, ou des cheminots. On mesure déjà à l'époque la concurrence déloyale de ces cabinets qui échappent alors à certaines contraintes notamment en matière de publicité et de tarification sans contrôles fiscaux.

Le gouvernement a donc proposé aux professions de santé libérales d'adhérer à un pacte social impliquant l'ensemble des professionnels représentés par des syndicats reconnus partenaires sociaux, au regard de l'importance de leur représentativité. Cependant, de profondes divisions apparaissent. Une grande partie des professionnels de santé hostiles à tout changement voit dans ce système contractuel financé par des cotisations sociales une entrave à leur liberté d'exercer en pleine responsabilité et craint la perte du libre choix de leurs traitements.

Les tarifs ne sont plus personnalisés, mais définis par des cotations inscrites dans une nomenclature élaborée au cours des négociations conventionnelles à l'échelon départemental, dans un premier temps, puis plus tard au niveau national. Les conventions sont renouvelables. Elles engagent l'essentiel du corps professionnel devant, pour certains actes, les soumettre à des ententes préalables et à des contrôles souvent désagréables de praticiens-conseils, sans oublier la possibilité de déconventionnement sanctionnant des abus soumis à des jugements en commission paritaire.

Là encore, la domination des « stomatos » se fait ressentir puisque les lettres clés fixant les cotations de la nomenclature sont pour les dentistes inférieures à celles des médecins pour les mêmes actes. Pour tenir compte de la pratique professionnelle exigeant des moyens utilisés en raison de l'équation personnelle du praticien, il a été admis d'établir des ententes directes avec le patient concernant les actes prothétiques. Cette conception tarifaire, une soupape de liberté tarifaire, a perduré, mais a contribué aussi à ne pas toujours faire évoluer la valeur des soins conservateurs remboursés de manière plus évidente.

Par ailleurs, dans les discussions conventionnelles, les mauvaises habitudes d'évasion fiscale, qui n'ont pas été l'apanage des seuls chirurgiens-dentistes, mais d'une grande majorité de professionnels indépendants, sont toujours mises en avant. Elles sont entretenues par le système de l'évaluation administrative résultant d'une discussion de marchands de tapis avec les inspecteurs du fisc.

*3- Le choix courageux de la CNSD*

La CNSD sous la présidence d'Édouard Rand avec un nouveau secrétaire général, Jacques Charron engage la profession dentaire dans la voie du système contractuel.

Il a fallu beaucoup de courage et de conviction pour entraîner la CNSD et son assemblée générale à choisir cette voie de lucidité. Combien a-t-il fallu d'énergie et de combats pour que le régime contractuel n'entrave pas trop l'exercice des chirurgiens-dentistes libéraux ? Cela a été d'autant plus compliqué que notre capacité professionnelle a été brimée dans son droit de prescription.

La CNSD en accord avec l'Ordre national et l'Association dentaire française (ADF) a eu à combattre en faveur de l'autonomie de l'enseignement, mais aussi à affronter des remous professionnels internes parfois violents qui ont abouti à la création de nouveaux mouvements syndicaux. Par ailleurs, il a fallu parvenir à convaincre les chirurgiens-dentistes que la clarté fiscale constitue un élément favorable à l'image d'une grande profession de santé. Mais, bientôt les jeunes professionnels ayant reçu une formation plus large que leurs aînés balaient les réticences nées le plus souvent d'attitudes viscérales retardataires contraires à l'intérêt même de ce que l'on a cru défendre.

*« Avoir toujours raison est un grand tort »* et tant que l'on n'a pas convaincu, on a encore tort. Cela demande de longues traversées du désert. C'est par le dialogue et les analyses sereines que l'on peut parvenir à se forger des convictions. Ce mantra fait partie de l'ADN d'un syndicalisme actif.

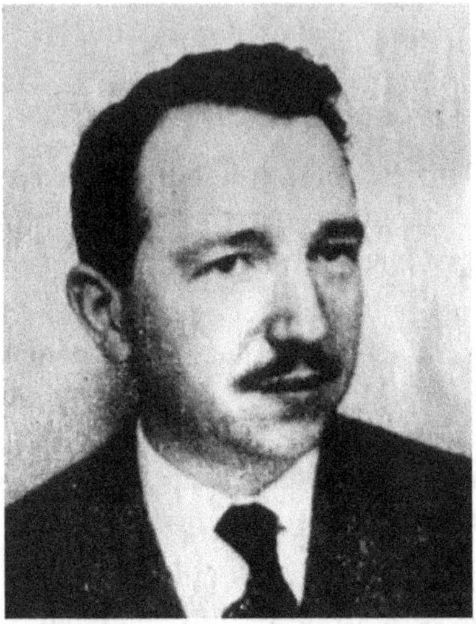

Jacques Charon en 1958, © Guy Robert.

# SECONDE PARTIE

## Souvenir d'un témoin engagé

# Avant-propos

En octobre 1956, après avoir obtenu mon PCB et effectué ma première année dentaire, l'année « scolaire », terme adéquat puisque nous n'étions pas considérés comme des étudiants de Faculté, venait tout juste de débuter et la direction de l'École dentaire de Paris nous avait invité à une réunion pour élire le délégué de la promotion. Je m'y suis rendu par devoir, sans conviction, constatant qu'à peine la moitié de mes condisciples avaient cru bon d'y assister.

« *Ah ! Si c'était à refaire, je ne prendrais pas cette voie...* ». Titulaire du PCB, j'aurais pu choisir médecine ou pharmacie. Mais, effectuer six à sept années d'études, plus peut-être, et au moins deux ans de service militaire en raison de la guerre d'Algérie, m'avait incité à choisir un temps d'études plus court. Depuis l'enfance, j'avais toujours souhaité appartenir à une profession de santé. Au début de cette deuxième année, j'avais, avec amertume, brutalement pris conscience d'avoir entrepris des études alors sous l'emprise d'une coterie de mandarins stomatologistes dont le but était de brider ma future capacité professionnelle. Mes condisciples le ressentaient également et unanimement. À Paris et à Lyon, nous étions élèves d'écoles dentaires privées sous contrat avec les Facultés de médecine de Paris et de Lyon. Des instituts de Faculté de médecine créés dans les années 1930 pouvant être dirigées par des chirurgiens-dentistes sous l'autorité directe des professeurs de stomatologie comme à Toulouse, Marseille, Rennes, Clermont, Nancy et Nantes. Les trois Écoles dentaires privées de Paris portaient le nom du boulevard ou de la rue où elles étaient installées : l'École Voltaire apparemment la moins fréquentée, Garancière ou l'École odontologique de Paris, et la Tour-d'Auvergne. Elles avaient une certaine autonomie, mais étaient liées par contrat avec la Faculté de médecine de Paris sous la férule des professeurs de stomatologie.

L'École dentaire de Paris était la plus ancienne créée en 1880. Je l'avais choisie, parce que son enseignement m'avait été recommandé par mon chirurgien-dentiste et que ses frais d'inscription étaient moins élevés que ceux de Garancière. Étudier dans des écoles privées était onéreux.

Dès que l'on entrait dans le hall, on ressentait l'empreinte du passé. Tout y paraissait fait de bric et de broc, en raison de multiples transformations consécutives liées aux évolutions de l'enseignement. Nous étions des élèves cloisonnés en quatre promotions correspondant aux quatre années d'études, après la première année suivie en même temps que le PCB. Chacune comprenait environ 150 élèves. En deuxième année, nous venions tout juste de comprendre que certaines de nos futures consœurs et certains de nos confrères en exercice n'étaient pas bacheliers. C'est dans cet état d'esprit que je me suis rendu à la convocation pour élire le délégué de deuxième année auprès de la direction. Un professeur, le très jovial Cecconi, chargé des relations avec les élèves, était venu pour procéder à cette élection. À peine arrivé, sans ambages, il pose la question rituelle : « *Qui est candidat ?* »

Un long silence témoigna du peu d'enthousiasme qu'inspirait sa demande. Après une deuxième injonction de Cecconi, je lève la main sans l'avoir prémédité, presque machinalement. Étant de Dijon, je pensais qu'un condisciple parisien serait candidat. Peut-être que le scoutisme de ma jeunesse m'avait instinctivement incité à redevenir chef de troupe. Non, c'est surtout la colère d'avoir pris conscience que j'entreprenais des études qui me conduiraient à exercer une profession aux capacités professionnelles volontairement limitées et que je ne pourrais pas acquérir des titres universitaires, ni même un doctorat d'exercice.

« *Il me semble inutile de voter* », dit Cecconi d'un air goguenard, puisqu'il n'y a qu'un seul candidat. Mais j'insiste : « *Pour représenter mes camarades, je dois être élu par un vote* !

– *Alors, on va voter. Personne d'autre ? Non ? Alors, procédons par un vote à main levée. Qui s'abstient ? Personne ! Qui est contre ? Personne ! Vous êtes élu ! Au fait, quel est votre nom ?*

– *Guy Robert !*

– *Toutes mes félicitations, cher délégué !* »

Quelques applaudissements de mes futurs copains plus tard et en moins d'une minute pour avoir levé spontanément le bras un jour d'octobre 1956, une longue carrière de fonctions électives s'est offerte à moi.

Délégué général de la Tour-d'Auvergne, je suis devenu par la suite secrétaire général en 1957 de l'AGECD (Association générale des étudiants en chirurgie dentaire) et vice-président de la Fédération des étudiants de Paris de l'UNEF (Union nationale des étudiants de France). Après mon service militaire de vingt-quatre mois, j'ai occupé tour à tour de multiples fonctions représentatives départementales, régionales et nationales à l'UJCD, à la CNSD, à la CNPS (Caisse nationale de prévoyance sociale) et à l'UNAPL (Union nationale des professions libérales) la plupart du temps, comme secrétaire général, car c'est à ce poste-là qu'on détient les manettes de l'action. Je deviendrai membre du CESE (Conseil économique, social et environnemental), élu secrétaire du bureau et par conséquent membre des corps constitués de l'État.

Par ces acquis d'expérience, j'ai été sollicité pour présider le conseil de surveillance d'Interfimo pendant douze ans quittant cette dernière fonction en 2015.

Mais ce qui m'a donné le plus de satisfaction est d'avoir été président du syndicat confédéré de la Côte-d'Or. Élu en 1971, puis constamment reconduit durant deux décennies, j'ai été supporté, dans les deux sens du terme, par des confrères qui avec dévouement ont dirigé souvent en mon absence ce syndicat exemplaire. Je ne peux malheureusement pas tous les citer. Mais, comment ne pas être reconnaissant à ceux qui, dans mes moments difficiles, sont fermement restés à mes côtés comme Jean Schirrer, Jacques Letteron, Denis Hervet, Jean-Robert Miget, Daniel Pone, Alain Journeau, Jean-Paul Grandclaudon, Marie-Bénédicte Bertoux !

Ayant été un témoin engagé, il m'a semblé utile de raconter ce que j'ai vécu au cours de la longue marche vers la conquête de notre capacité professionnelle et de l'autonomie universitaire de l'odontologie.

Le mérite ne revient pas aux seuls dirigeants, mais à plusieurs générations de chirurgiens-dentistes, ceux qui sont partout, mais qu'on ne voit pas. Ils cimentent l'édifice. Je pense tout particulièrement aux animateurs des syndicats départementaux, des associations de formation continue, de la CNQAOS (Commission nationale de qualifications des assistants en odonto-stomatologie) et de l'UFSBD (Union française de la santé bucco-dentaire). Et puis aussi à tous les trésoriers qui dans l'ombre sont les piliers des organismes représentatifs. Ce petit travail de mémoire est sans doute truffé d'oublis. L'histoire est une accumulation de multiples faits convergents. D'autres auraient pu écrire cette saga sous d'autres angles. Mais, c'est mon témoignage, celui d'un homme âgé qui revit sa jeunesse.

Servir a été une joie et cela m'a sauvé la vie !

# CHAPITRE I

# EN NOVEMBRE 1958, LES ÉTUDIANTS DES ÉCOLES DENTAIRES PRIVÉES DE PARIS ET DE LYON SE RÉVOLTENT

### *1- En 1958, la V<sup>e</sup> République bouleverse le paysage national*

Après les événements de mai 1958 en Algérie, la France, par référendum instituant la V$^{e}$ République, entre dans un vaste mouvement de renouveau. Mais, sa volonté de progrès et de participation reste fortement contrariée par la décolonisation. Pour notre profession, tout reste à faire en ce qui concerne la formation universitaire et la capacité professionnelle.

Pourtant, déjà en 1956, des professeurs, chirurgiens-dentistes, des Écoles privées de Paris comme La Tour d'Auvergne et Garancière ont donné des lettres de noblesse à notre profession en instituant l'Académie nationale de chirurgie dentaire qui sera reconnue d'utilité publique. Son premier président, André Besombes, était une personnalité éclairée et charismatique. Cette initiative porteuse de sagesse mettra en perspective les évolutions médicales et scientifiques de l'odontologie. Avec la création d'un ordre spécifique en 1945, la mise en place d'une Caisse autonome de retraite rendant solidaires à long terme les générations de chirurgiens-dentistes entre elles, l'obligation du PCB en 1949, ces innovations témoignent toutes d'une profession médicale prête à s'impliquer dans la société française.

### *2- Le tronc commun : une proposition de réforme en trompe-l'œil !*

Les titulaires de chaires de stomatologie ont donc pris conscience qu'il serait difficile de faire obstacle à l'indépendance de la profession dentaire et, par conséquent, au plein exercice d'une profession libérée de leur tutelle. À l'évidence, la stomatologie se situait aux marges de l'oto-rhino-laryngologie, de la chirurgie maxillo-faciale et de la chirurgie réparatrice. De ce fait, les stomatologues n'acceptaient pas que l'enseignement de l'odontologie s'affranchisse de leur autorité. Une proposition de réforme des études dentaires, conçue notamment par les Prs Beltrami de l'Institut de Marseille et Cadenat de Toulouse, consistait à créer un tronc commun impliquant 3 années d'études de médecine, suivies par 2 autres spécifiques à la pratique dentaire. En première approche elle était attrayante, mais, comme dans le conte du Petit Chaperon rouge, *« c'était pour mieux vous manger, mes enfants ! »*

Cette proposition était indécente, car elle aboutissait soit à créer un diplôme d'exercice sous-produit de la stomatologie, soit à poursuivre les études de médecine dans le but d'acquérir une reconnaissance universitaire beaucoup plus gratifiante.

Si les étudiants des Instituts de Marseille et de Toulouse étaient convaincus du bien-fondé de cette réforme, ceux des Écoles dentaires privées de Paris et de Lyon exigeaient, quant à eux, la création de Facultés dentaires possédant toutes les prérogatives d'un enseignement universitaire autonome consacré par la soutenance d'une thèse de doctorat d'exercice.

Par ailleurs, à cette époque de l'après-guerre, de difficiles contingences sociales, tout particulièrement en matière de logement, frappaient les étudiants des écoles privées. Par ailleurs, les droits d'inscription annuels des Écoles de Paris et de Lyon étaient élevés. Leurs élèves exigeaient la gratuité des études ainsi qu'un accès aux bourses et aux prêts d'honneur, à l'instar de ceux de médecine et de pharmacie.

### *3- Novembre 1958 : manifestations, grèves des cours, défilés*

Devant l'offensive des stomatologues qui cadenassaient les études dentaires, terme utilisé en référence aux Pr Cadenat, les associations d'étudiants des Écoles dentaires de Paris et de Lyon, avec l'appui de ceux des Instituts de Lille, Rennes, Strasbourg ont décidé en novembre 1958 de faire la grève des cours et des services cliniques pour exiger la gratuité des études, et la création d'un doctorat de 3$^{e}$ cycle d'enseignement et de recherche destiné à faire éclore un corps professoral au sein de l'Université. Jean Deliberos, docteur en médecine diplômé chirurgien-dentiste, a été notre maître à penser, notre mentor. C'est lui qui nous a préparé nos argumentations en faveur d'un doctorat de 3e cycle et il émettra même plus tard l'idée de créer un mouvement de jeunes dentistes de moins de 40 ans munis du PCB, les futures UJCD (= Union des jeunes chirurgiens-dentistes). C'était le premier pas vers un enseignement de l'odontologie en Facultés autonomes et vers l'obtention d'une capacité professionnelle pleine et entière.

L'AGECD (Association des étudiants en chirurgie dentaire) de Paris était présidée par Jacques Koven et les membres de son bureau dont j'étais secrétaire général comportaient des délégués des écoles de La Tour d'Auvergne et de Garancière. Il est impossible de citer tous leurs noms, mais il faut cependant se souvenir de Raymond Ingrand et de Bernard Beauzon, véritables maîtres à penser.

Après de multiples assemblées générales, une grève illimitée des cours et des services est décidée le 20 novembre 1958, suivie par un défilé au Quartier latin, le vendredi 24.

On prépare alors activement des calicots, des pancartes et même la première pierre d'une Faculté dentaire réalisée en carton, et papier kraft pour témoigner notre indignation. Le commissaire de police du Ve arrondissement que nous avions rencontré pour organiser une autre manifestation de rue nous avait prévenus fermement : *« Défilez dans le calme, sans cri sur le boulevard Saint-Michel depuis la Seine jusqu'à la place de La Sorbonne. Préparez un service d'ordre pour écarter les tocards (sic), je ne veux pas voir surgir des excités hurler « Paix en Algérie ! ». »*

Cela nous aurait valu d'être immédiatement et violemment dispersés et traités de *« communistes de l'UNEF »*... Nous savions que nous ne pourrions pas obtenir des résultats immédiats, mais, étudiants, munis du PCB, nous voulions alerter les pouvoirs publics et, en premier lieu, réveiller la profession dont le syndicat le plus représentatif, la CNSD, qui, jusque-là, était réticente. Beaucoup de confrères à cette époque n'étaient pas favorables à un bouleversement de l'enseignement. Ils souhaitaient que d'un trait de plume des mesures transitoires accordent le doctorat d'exercice aux praticiens, peu importe leur formation initiale.

Après avoir harangué la foule, grimpé sur la statue d'Auguste Comte, place de la Sorbonne, en tant que secrétaire général de l'AGECD, j'ai terminé ma diatribe en rappelant : *« Demain samedi à 11 heures, une délégation de l'AG sera reçue à l'Assemblée générale annuelle de la CNSD à l'institut Eastman. Venez nous soutenir en vous massant à l'extérieur et conservez les banderoles ! »*

*4- 25 novembre 1957 :*
*prise de position historique de l'assemblée générale de la CNSD*

Nous avions choisi la date de notre mouvement de contestation en sachant que la CNSD réunirait son instance annuelle le samedi 26 novembre. Une délégation d'étudiants lyonnais s'était jointe à celle des Parisiens tandis que ceux de Marseille et de Toulouse n'avaient pas apporté leur soutien. Les représentants syndicaux de la CNSD n'étaient pas surpris par notre venue, bien qu'un peu effarouchés. Le secrétaire général que nous avions rencontré, Jacques Charon, un praticien de Paris, assez jeune, venait de prendre ce poste très récemment en juillet. C'était un homme jovial très souriant : *« Je vais faire en sorte que vous soyez bien reçus, pas plus de quatre personnes ! Pour le reste, expliquez-vous bien, avec sérieux. Pour la suite c'est mon affaire ! »*.

Son éclat de rire terminant l'entretien était de bon augure. Après avoir été invités à entrer dans la salle de l'assemblée, nous avons laissé l'orateur qui était à la tribune finir de parler. C'était un Lyonnais du nom de Dédier. Évidemment, son discours évoquait Lyon aux trois fleuves, le Rhône, la Saône et le Beaujolais. On n'était pas là pour ça ! Jacques Koven, notre président, a longuement donné des explications sur ce que pourrait être un doctorat de troisième cycle et répondu aux questions pas toujours glorieuses de quelques confrères retardataires. Pour beaucoup, les mesures transitoires étaient essentielles, c'était compréhensible. Jacques était un garçon très calme et très précis. Il connaissait bien son dossier. Il a fait une belle impression.

Pour clore notre intervention, nous avions convenu que je prononce un dernier mot un peu plus lyrique : *« Nous allons être prochainement vos confrères ; c'est avec calme et sérieux que nous voulons conserver l'unité de notre profession, mais jamais nous n'obtiendrons son indépendance et l'autonomie de son enseignement, si nous ne possédons pas des enseignants munis de titres universitaires pour fonder un enseignement universitaire à l'exemple des pays développés. Nous sommes persuadés qu'il faudra établir d'indispensables mesures transitoires pour ouvrir la réforme de notre enseignement à tous les chirurgiens-dentistes, et nous libérer de la stomatologie ».*

Nous avons quitté la salle de réunion dans un murmure impressionnant. Un long moment plus tard, Jacques Charon nous a demandé de revenir pour nous lire la motion qui venait d'être adoptée à l'unanimité. Elle avait été préparée en ménageant les susceptibilités des responsables départementaux de la CNSD, mais l'important pour nous était que soit mentionné : *« ne s'opposent pas à la création d'un doctorat de troisième cycle d'enseignement et de recherche ».*

### *5- Des lendemains qui prennent du temps à chanter*

Notre grève et nos manifestations avaient obtenu que notre profession, par cette prise de position du plus ancien et principal syndicat représentatif, s'engage dans une profonde réforme universitaire de notre enseignement. Par ailleurs, les pouvoirs publics nous avaient promis de réunir une commission de travail, au sein de l'éducation nationale. Elle ne s'est jamais réunie. Le gouvernement du général de Gaulle avait beaucoup à faire. Notre pays devait remettre en état ses structures administratives et économiques, et subir en même temps les conséquences de la décolonisation. Beaucoup de jeunes hommes chirurgiens-dentistes étaient encore éloignés de la métropole, pour au moins deux ans. Et, par ailleurs, avec l'ENA, une technocratie allait tenir les rênes de la machine de l'État : elle n'aura pas pour les chirurgiens-dentistes le regard de Chimène ! Il faudra donc, tout en restant très déterminé, continuer le combat, comme disent tous les syndicalistes, et cela prendra encore plus d'une décennie pour parvenir au but souhaité.

Cette grève a valu à ses meneurs bien des désagréments. À l'hôpital Cochin, où je faisais un stage d'étudiant dans le service de stomatologie, le maître des lieux m'a demandé de prendre un balai, car *« c'est ce qui convenait le mieux à un gréviste »*. Dans la même veine, un prétendu attaché d'enseignement à La Tour d'Auvergne, Nespoulos, avait offert par affiche dans le hall de l'école de louer à un étudiant une chambre de bonne à prix réduit s'il acceptait de procéder à la coulée de ses inlays - c'était la mode à l'époque - et j'avais accepté. Le jour de la reprise des cours après la grève, ce prétendu attaché de cours m'a convoqué à son cabinet pour me demander de quitter les lieux sous huitaine, en me disant : *« Je ne loge pas un étudiant communiste ! »*. C'était la première fois qu'on me parlait de cette façon et ce ne sera pas la dernière. Souvent, nous serons traités de communistes lorsque nous ferons des mouvements syndicaux de contestation pour défendre notre profession et la plupart du temps par des confrères. Mais, je préfère me souvenir du Dr Quéguiner qui donnait des cours à La Tour d'Auvergne et était un des chirurgiens de l'Institut du cancer de Villejuif. Il m'a pris dans son service et, chaque semaine, il me conduisait à Villejuif, et me ramenait en voiture. Je lui dois beaucoup j'ai beaucoup appris à ses côtés.

Il faut aussi saluer la compréhension des directeurs de nos écoles, Pelletier du Temple à Garancière et Beauregard à La Tour d'Auvergne. Ils ont accordé aux représentants étudiants beaucoup d'attention et de compréhension. Et pour la petite histoire, s'ils étaient surnommés Tanneur de la Chapelle et de Belle Œuillade par les étudiants de l'AGECD, cela ne nous empêchait pas de les respecter, et, personnellement, de manifester de l'affection pour M. Beauregard.

En revanche, quelques mois plus tard, au printemps 1958, l'ONECD (Office national des étudiants en chirurgie dentaire) regroupant l'ensemble des délégués des Écoles et des Instituts s'est réuni à Strasbourg, sous l'impulsion des Marseillais. Légats du Pr Beltrami, Daniel Colin et Daniel Roblin, délégués de la Corporation des étudiants de l'Institut dentaire de Marseille, les « troncommunistes marseillais » sont parvenus à évincer les Parisiens en prenant la présidence et le bureau de l'ONECD.

Mais, le service militaire de 2 ans a interrompu tout cela. Plus tard, ils prendront le chemin de Damas et seront de fervents défenseurs de notre profession : Daniel Colin deviendra professeur à la Faculté dentaire de Marseille, puis député des Bouches-du-Rhône pendant trois mandatures, et Daniel Roblin, quant à lui, sera vice-président de la CNSD durant presque deux décennies.

# CHAPITRE II

# DE 1960 À 1968 : ON AVANCE À GRANDS PAS

## *1- L'Union des Jeunes Chirurgiens Dentiste (UJCD) : Cercle d'étude et de propositions des moins de 40 ans*

Au début de l'année 1960, la motion de la CNSD adoptée par son assemblée générale de 1958 qui ne *« s'opposait pas à la création d'un doctorat d'enseignement et de recherche »* était mise sous le boisseau. Rien ne bougeait. Les évènements d'Algérie avaient mobilisé plusieurs promotions de jeunes et la politique contractuelle de sécurité sociale préoccupait beaucoup plus les chirurgiens-dentistes que la réforme de notre enseignement, et l'obtention d'une entière capacité professionnelle. En outre, des polémiques se manifestaient avec violence à l'encontre de la CNSD, signataire de conventions. Une base profonde refusait de contracter avec le *« diable social ».* Des ruptures syndicales étaient en gestation.

La semaine de grève des étudiants avait provoqué une étincelle. Beaucoup de jeunes confrères en exercice ont alors décidé de créer un mouvement de jeunes chirurgiens-dentistes, l'UJCD, pour agiter les viscosités retardataires et envisager des perspectives d'évolution. En France, une nouvelle génération piaffait d'impatience dans de nombreux secteurs d'activité : elle voulait se faire entendre. Le climat social était détestable. Notre pays était divisé sur la désintégration de son empire colonial. Des mouvements de jeunes responsables sont apparus comme les jeunes chambres économiques, les jeunes agriculteurs, etc. La jeunesse se sentait à l'étroit dans une société que la IV$^{e}$ République n'avait pas su ou pas pu faire évoluer. La V$^{e}$ apportait beaucoup d'espoir.

L'UJCD fait alors preuve d'un dynamisme impatient, parfois insolent, face aux organismes représentatifs de la profession, mais aussi aux nouveaux pouvoirs de la République.

Après avoir mis fin au conflit algérien, les gouvernements successifs rigidifient l'armature administrative par de hauts fonctionnaires, formés par la toute nouvelle École nationale d'administration. L'Énarchie applique de nouvelles conceptions dans la conduite des affaires de l'État. Désormais, toutes les politiques économiques et sociales relèvent d'une stricte gestion des ressources nationales, ce qui implique d'établir une fiscalité moderne et, par corollaire, de connaître pour chaque catégorie sociale, les véritables assiettes d'impôts. Le temps était venu d'abandonner les vieilles pratiques des « dessous de table ».

En 1962, un jeune ministre des finances, Valéry Giscard d'Estaing, n'admet plus le laisser-aller de la fiscalité des professions indépendantes. Au sein de notre profession, l'évasion fiscale était un fait établi, presque une normalité. Le système de l'évaluation administrative et de ses marchandages était moribond, tandis que les contrôles fiscaux de plus en plus fréquents engendraient une grogne désespérante pour beaucoup. *« La profession est fichue, mon vieux. Ça ne vaut plus le coup de travailler ».* Les services fiscaux parvenaient de mieux en mieux à reconstituer par des inspecteurs très agressifs la véracité des déclarations induisant d'importants arriérés d'impôts. La gestion des cabinets dentaires était mise en face de réalités : l'évasion fiscale n'était plus tolérée.

Les UJCD étaient favorables à une fiscalité moderne, qui, par ailleurs, accorderait une meilleure image d'une profession qui voulait devenir médicale à part entière. Elle se devait donc d'être respectable pour être respectée. Il est bon de le rappeler, l'UJCD n'était pas alors un syndicat, mais le *« cercle de pensée et de propositions des Jeunes chirurgiens-dentistes de moins de quarante ans ».* Elle se voulait être l'aiguillon des systèmes établis. Créée par une cohorte de jeunes praticiens et de jeunes enseignants très motivés, par des leaders très déterminés comme Viquesnel, gendre du célèbre Marmasse, Jean-Claude Chardon, Paule et Pierre Seimbliie, Jacques Fréchet, Germain Zeilig, André Lubespère, J. Allochon, Raymond Sangiolo et beaucoup d'autres venant de toute la France. On me pardonnera de ne pas pouvoir les citer tous, car il faudrait avoir une mémoire d'éléphant. Jean-Claude Chardon restera un maître à penser exceptionnel.

À peine installé à Dijon après mon service militaire, j'ai accepté la présidence de la région UJCD de Bourgogne Franche-Comté, avec l'appui dans chaque département de responsables de grande qualité et très déterminés, tout particulièrement Jacques Monnot,

Pierre Burdy, Jean Topsent, J. Dilhan pour la Franche-Comté, Louis Moissenet, Jean-Claude Vaillant, Jean Schirrer, Denis Hervet, André Huet en Bourgogne.

Notre mouvement apportait un air frais, des idées neuves. Mais, on peut le dire sans amertume, les jeunes praticiens n'engendraient pas toujours la compréhension de confrères plus mûrs qui nous considéraient souvent comme des iconoclastes. En effet, des thèmes novateurs étaient abordés à tous les niveaux de nos conditions d'exercice comme les formations universitaires et continues, la gestion comptable des cabinets dentaires, la clarté fiscale, les exercices en groupe, le rejet des locations de cabinets qui plaçaient des jeunes sous l'emprise de bailleurs avides, l'exigence de personnels qualifiés, la conception ergonomique des équipements permettant l'exercice à quatre mains, la retraite complémentaire, les indemnités journalières en cas de perte d'exploitation, l'assurance en responsabilité civile, etc. Et, bien entendu, l'autonomie de l'odontologie et la capacité professionnelle constituaient l'épine dorsale de nos préoccupations.

Ces perspectives étaient parfois reçues comme des provocations, surtout en matière fiscale. Il était très difficile de faire admettre par les syndicats départementaux l'abandon du système de l'évaluation administrative. Nous l'estimions contraire à une gestion dynamique de l'amortissement des équipements des cabinets dentaires. L'essor de nouvelles technologies rendait obsolètes les units à corde d'avant-guerre encore largement utilisés. Pour assumer notre capacité professionnelle, il fallait répondre aux dernières données des connaissances. Et par ailleurs, les pratiques d'évasion fiscale étaient incompatibles avec celles de la médecine respectueuse du serment d'Hippocrate.

Les UJCD étaient respectueux des ordres. Dans certains départements, la réciproque n'était pas toujours vraie. Les bouillonnantes interventions de l'Union des Jeunes heurtaient certains responsables ordinaux retardataires hostiles à toute évolution. Ils conseillaient par écrit de ne pas assister aux réunions d'information de *« jeunes irresponsables »*. On entendait même : *« Ils ont été formés à Moscou »*[1]. Ce à quoi, je répondais personnellement en paraphrasant Albert Camus : *« Ne pas savoir désigner les êtres et les choses conduit au désastre de ce que l'on croit défendre ».* Bref, un grand nombre de confrères de tous âges réserveront aux idées de progrès de l'UJCD un accueil raisonné.

*2- Une belle avancée : la création des Écoles nationales de chirurgie dentaire (ENCD) et des Centres de soins et de recherche dentaires (CSRD)*

En 1964, la CNSD se donne un nouveau président, Jean Jardiné, qui succède à Édouard Rand. C'est un Alsacien, un ancien *Malgré nous*, un Européen convaincu, un homme qui a compris qu'il faudra intégrer la jeunesse au sein de la gouvernance de la CNSD, sans doute un des plus grands présidents que la CNSD ait eu à sa tête. Il héritait d'une période compliquée, faite de conflits conventionnels avec les Caisses d'assurance maladie et d'une évolution fiscale heurtant de front les praticiens libéraux. Le syndicat de Paris, qui ne digère pas la Convention, avec Corniou et Aulagnier, s'est mis alors en opposition. Ceci aboutira à terme à la création de la Fédération des dentistes de France hostile aux conventions. Ils entraîneront des syndicats départementaux de la Confédération en diabolisant la CNSD.

Rien de positif ne peut être obtenu dans un déni constant. L'action syndicale s'apprécie en fonction des résultats. C'est parfois long, mais il faut tenir bon et accepter le débat.

Dans cette décennie des années soixante, l'UJCD marque de plus en plus son influence. Ses adhérents sont restés en grande partie fidèles à la CNSD en y cotisant. Ils ont conscience de l'importance d'un syndicalisme fortement représentatif face aux conflits tarifaires avec la Sécurité sociale, à la concurrence déloyale des cabinets de la Mutualité et des Caisses des mines.

---

[1] Pour la petite histoire, au cours d'une réunion organisée par l'UJCD Bourgogne, un membre influent de l'Ordre régional, n'acceptant pas nos idées nouvelles, nous invectivait en criant : *« Cette UJCD DCD (décédée) ! »* Ce qui lui a valu qu'une grande partie de la salle se lève en chantant : *« Non, non, non, l'UJCD n'est pas morte, car elle bande encore ! »* Nous étions très insolents !

Dans le même temps, il a fallu contrer les stomatologues. L'UJCD avait choisi de soutenir le mouvement syndical plutôt que de s'y opposer, jugeant préférable de faire de l'entrisme pour mettre en valeur ses idées. *« Hors de la CNSD, point de salut ! »* tel était l'un de nos slogans.

En 1965, toujours inspirée par Jean Delibéros, l'UJCD est présidée par Raymond Sangiolo de Marseille. C'était un leader au charisme lumineux assisté notamment par Jean-Claude Chardon et Germain Zeilig. Forte de ses nombreux jeunes adhérents, mais aussi de confrères sympathisants dans toutes les régions ainsi que de responsables comme André Lubespère, enseignant à Toulouse, l'UJCD a largement contribué à influencer et à mobiliser la profession pour *« limer les dents des stomatos »*. En accord avec la CNSD, avec l'appui unanime des directeurs chirurgiens-dentistes des écoles privées et des instituts des Facultés de médecine, les centres d'enseignement deviennent des Écoles nationales de chirurgie dentaire (ENCD) accompagnées de Centres de soins et de recherche dentaires (CSRD). Un grand pas venait d'être franchi.

*3- Enfin, le doctorat de 3e cycle !*

L'année suivante est marquée par des conflits entre la Confédération et les Caisses d'assurance maladie. Gérard Berthelot, qui était chargé des questions de sécurité sociale à la CNSD, avait lancé l'ordre de ne plus rédiger de feuilles de soins aux patients. Cela avait duré plusieurs mois, mettant en difficulté les jeunes installés. Mais, nous avions obtenu une très grande satisfaction. Après la création des ENCD et des CSRD, le doctorat d'enseignement et de recherche de 3$^{e}$ cycle a été logiquement instauré. 1966 sera donc une date importante, celle de la première approche décisive de la reconnaissance de l'odontologie au sein de l'Université. C'est une grande victoire !

Le vœu prémonitoire des étudiants de 1957 dotés du PCB était exaucé après presque une décennie. Mais, ce n'était qu'une étape. Les écoles nationales n'étaient pas des facultés et la capacité professionnelle des chirurgiens-dentistes était toujours sous l'emprise de la stomatologie qui conservait sa primauté. Dans le même temps se produisit un évènement qui a bouleversé la profession : l'affaire Bru.

### *4- L'affaire BRU ou la responsabilité civile, sœur de lait de la capacité professionnelle*

Il faut souvent en France atteindre les sommets de l'absurde pour que les consciences se réveillent et que les évidences apparaissent au grand jour. En 1966, un chirurgien-dentiste qui allait prendre sa retraite, notre confrère Bru, a été lourdement condamné financièrement par les tribunaux, à la suite de l'extraction d'une dent de sagesse qui avait provoqué une infection de la hanche. Or, il n'avait pas le droit de prescrire des antibiotiques et n'était pas assuré en responsabilité civile comme la plupart des chirurgiens-dentistes de cette époque.

Notre profession a donc pris conscience avec stupeur qu'exiger la pleine responsabilité des actes médicaux exigeait d'en assumer la responsabilité civile. La CNSD, sous l'impulsion de son trésorier, Marc-André Vignon, crée alors l'assurance dentaire avec la MACSF pour protéger ses adhérents. Par la suite, tous les chirurgiens-dentistes, à l'instar des professionnels de santé, seront assurés en responsabilité civile auprès d'un organisme d'assurance de leur choix.

Cette anicroche judiciaire marque aussi l'importance de la qualification des assistantes dentaires, notamment en matière d'asepsie et de la nécessaire formation continue des praticiens. Une autre évidence s'est fait jour : attirer l'attention de la population sur l'importance de l'hygiène bucco-dentaire et de la prévention en activant les Unions de santé bucco-dentaires si chères à Léo Hanachowichz, mises en place dans chaque département avec le soutien de la CNSD locale.

L'affaire Bru a été le détonateur d'un ras-le-bol : tous les chirurgiens-dentistes ont été révoltés. Notre malheureux confrère a été soutenu par un élan de solidarité impressionnant, même les confrères les plus conservateurs avaient compris que rien ne serait plus pareil et qu'il fallait réagir. Les professeurs des chaires de stomatologie, Dechaume et Cernéa à Paris, Beltrami à Marseille,

Cadenat à Toulouse, les plus opposés à la capacité professionnelle pleine et entière des chirurgiens-dentistes étaient placés devant les graves conséquences de leurs inconséquences à l'égard de la santé bucco-dentaire des Français. Beaucoup de nos confrères de cette époque ont gardé un souvenir respectueux à l'égard de Mme la Professeur Chaput et, par ailleurs, dans la vie commune, les rapports entre les chirurgiens-dentistes et les stomatologues demeuraient courtois.

5- *Les esprits évoluent : l'atmosphère ambiante laisse présager que bientôt nous parviendrons au but*

La CNSD, dirigée par Jean Jardiné, prépare des avancées importantes nécessaires à l'intérêt de la profession malgré les conflits avec les Caisses d'assurance maladie, les contrôles des dentistes-conseils, les oppositions aux cabinets d'économie sociale, notamment ceux des Mines. Mais, les querelles les plus dures à affronter étaient bien souvent internes à la profession. Il était en effet difficile de faire front face à des réticences de tout poil comme celles contre la formation des assistantes, celles contre la convention, celles contre la clarté fiscale, etc. Les évènements de mai 1968 ont bouleversé tout cela.

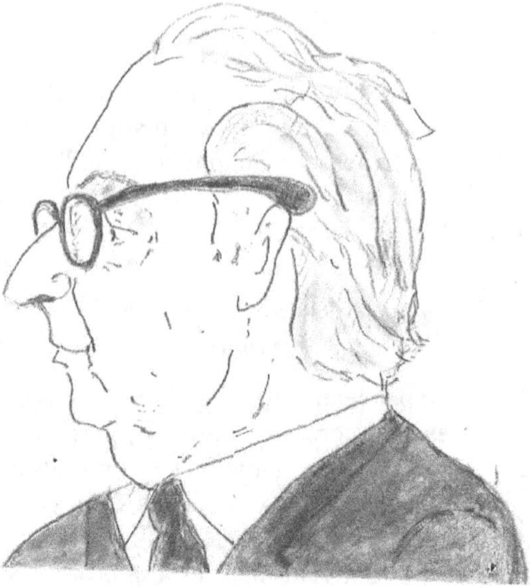

Jean Jardiné, © Guy Robert.

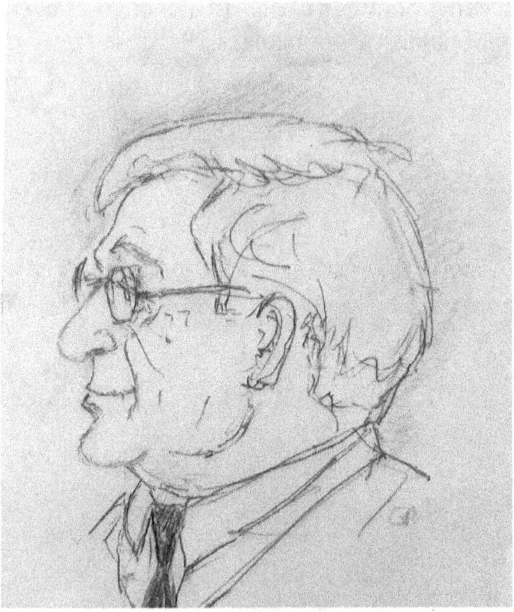

Jean-Claude Chardon, © Guy Robert.

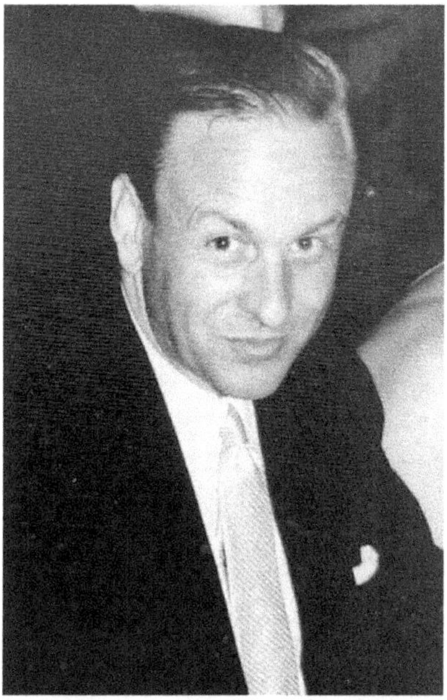

Raymond Sangiolo, © Guy Robert.

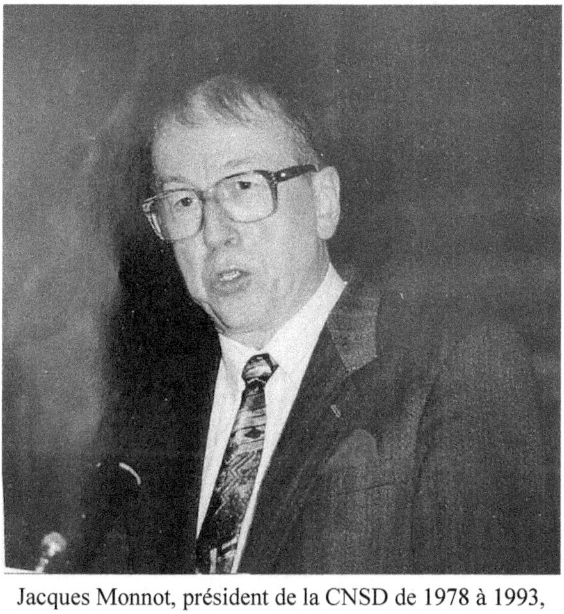

Jacques Monnot, président de la CNSD de 1978 à 1993, © Guy Robert.

# CHAPITRE III

# MAI 1968 : COUP DE TORCHON ET RECONNAISSANCE UNIVERSITAIRE DE L'ODONTOLOGIE

## *1- La révolte étudiante à Paris et en Province*

Le mois de mai 1968 restera dans les mémoires comme un orage cyclonïque imprévu : une révolte étudiante au Quartier latin qui entraîne celle de l'ensemble des activités essentielles à la vie de la Nation. Profitant du remue-ménage, parfois extravagant, et d'un climat insurrectionnel outrancier, les étudiants en chirurgie dentaire révoltés, ne s'embarrassant pas de bienséance, font la grève des cours et exigent que l'odontologie soit reconnue en tant que discipline médicale dotée d'un enseignement universitaire autonome.

À Paris, l'Association des étudiants en chirurgie dentaire organise une assemblée générale dans le grand amphithéâtre de la Faculté de médecine de Paris, rue des Saints-Pères.

Roland Baron, délégué de cinquième année de Garancière, par un discours vibrant, dénonce les insuffisances de l'enseignement de notre profession en les comparant à ce qui existe aux USA, en Scandinavie, en Suisse. Il électrise la salle et est porté en triomphe.

La masse des étudiants se rend alors aux sièges de La Tour d'Auvergne et de Garancière pour y apposer un calicot où il était écrit *« Faculté Dentaire »*. Dans toutes les capitales régionales où existaient des écoles nationales, les étudiants se soulèvent et agissent de même. Ceux de Paris se sont rendus dans toute la France à la rencontre de leurs condisciples. Les professeurs titulaires de stomatologie n'exercent alors plus d'emprise sur des étudiants qui ne se satisfont pas des écoles nationales et exigent la création d'UFR indépendantes. L'évolution des sciences et des technologies exigeait par ailleurs que l'odontologie française possède ses propres chercheurs. La grande majorité des enseignants chirurgiens-dentistes était enthousiaste ; ils constituaient une des principales parties prenantes de la réforme. Notons cependant les réticences de certains qui craignaient de perdre leurs prérogatives.

La CNSD, par son secrétaire général, Jacques Charron, apporte aux étudiants le poids de l'organisme syndical le plus représentatif. L'UJCD qui, depuis des années, avait préparé le terrain contribue immédiatement, avec notamment Jean-Claude Chardon et Germain Zeilig, secrétaire national, aux négociations qui s'engagent pour fonder un véritable enseignement universitaire. Mais, disons-le, la plupart des mouvements représentatifs ou associatifs de notre pays ont été surpris par la brutalité d'une révolte hystérique dont l'étincelle avait été produite par des zélateurs d'idéologies totalitaires dont d'autres jeunes dans les pays dominés par l'URSS tentaient courageusement de se libérer.

On érigeait des barricades, cri romantique comme en 1848 dans *Les Misérables* de Victor Hugo. Mais, en 1968, les manifestants n'étaient pas tous misérables. Cette révolte informelle était attisée par des intellectuels prétendus philosophes, professant des idéologies mortifères comme le maoïsme et par des agitateurs qui avaient la prétention de libérer brutalement notre société des règles bourgeoises étriquées, pour vivre sans entraves, et sortir des cadres imposés par des classes politiques dirigeantes. Bref, il fallait participer en prenant la parole à tout va !

En réalité, ce seront surtout les grandes grèves du mois de mai avec la reprise en main par les syndicats ouvriers, eux-mêmes surpris et se sentant menacés de perdre leur influence, puis avec le retournement de la population en faveur du général de Gaulle que notre société *« se développera autrement »*. Ce ne sera pas le *grand soir*, mais un *nouveau matin* qui annonce une ère où lumière et ombre continueront d'alterner. C'est dans cette atmosphère que la réforme de notre enseignement a été instaurée grâce à une révolte d'étudiants, maîtrisée par de jeunes leaders d'exception et par des instances professionnelles responsables.

*2- À Dijon, les 1, 2 et 3 mai, nous avons dansé sur un volcan*

Il faut le reconnaître, personne n'avait vraiment vu venir cette explosion sociale de Mai 1968. Pierre Vianson-Pontet, directeur du *Monde*, écrivait dans un éditorial quelques semaines avant cette date : *« La France s'ennuie »*. De Gaulle était en Roumanie et Pompidou en Iran. Les Journées nationales de l'UJCD s'étaient tenues à Dijon, les 1, 2 et 3 mai avec pour thème *« La dynamique du libéralisme »*. Nous avons réuni plus de 300 participants. Raymond Sangiolo et Germain Zeilig avaient invité un ancien ministre Bernard Chenot. Le comité avait organisé une magnifique exposition de matériel dentaire et engagé beaucoup de dépenses pour que ces journées soient une réussite. Et cela a été le cas, ces Journées ont été un succès. Notre région avait particulièrement insisté pour adopter le thème du libéralisme, car il nous apparaissait que nous ne pourrions pas défendre notre capacité professionnelle si notre profession n'était pas de plain-pied dans un mouvement plus vaste que le dento-dentaire. L'exercice libéral était porteur de responsabilités et nous voulions exprimer que l'odontologie relevait du haut niveau de compétence de praticiens médicaux insérés dans le tissu social.

En Bourgogne, tous les congrès s'accompagnent de soirées vineuses. La jeunesse des participants a transformé les banquets et les repas de gala en tonus d'étudiants. Les repas à Nuits-Saint-Georges et à Beaune avaient donné lieu à des batailles de vacherin et à des libations parfois trop appréciées. Mais, ce fut au château du Clos-Vougeot que les excès de réjouissance ont été considérés par nos hôtes très inappropriées. Les Chapitres des Chevaliers du Tastevin se déroulent selon un rituel parfaitement huilé, mais très vite, les chansons paillardes ténorisées debout sur les tables ont alterné avec les chansons à boire des Cadets de Bourgogne. Nous avions un peu exagéré. Les Grands-Maîtres de la Confrérie nous ont fait savoir que nous ne pouvions plus être fiers d'être Bourguignons.

*« Faut bien que jeunesse se passe ! »*. Était-ce le dernier raout de la fin d'une époque ? Nous étions loin de penser que le Quartier latin allait s'embraser et que la chienlit allait placer la France dans un état de sidération durant plus d'un mois. À quelques jours

près, les Journées de Dijon auraient été un fiasco total assorti d'une banqueroute…

*3 - Juillet 1968 : les États généraux de la profession. Prémices de l'ADF (Association dentaire française)*

L'UJCD, sous l'impulsion de son vice-président, Claude Boynton, avait lancé l'idée de la création d'un parlement professionnel, l'ADF. Il fallait réagir vite en mai 1968.

Au cours de ce mois de mai, nous ressentions tous que notre vie professionnelle allait être bouleversée. Une éventuelle réforme de l'enseignement de l'odontologie allait s'accompagner fatalement d'une profonde évolution des conditions d'un exercice professionnel devenu pleinement responsable. L'UJCD avait beaucoup réfléchi à ce que devrait être une profession en phase avec la société des Trente glorieuses. Redoutant l'extraordinaire pandémonium où s'enfonçait la France, les membres du bureau de l'UJCD de la région parisienne décidèrent de réagir. Dans la dernière semaine de mai, puisque la parole était libérée, une délégation de l'UJCD de la région parisienne sous la conduite de Jean-Claude Chardon se rendit à Paris à vélo – tous les moyens de transport étaient en grève – au siège de l'Ordre national pour exiger la réunion d'États généraux de l'odontologie. Le président Pichenez et les membres du bureau national présents ont donné satisfaction aux jeunes praticiens. Jusque-là peu ouverts aux changements, certains étant diplômés avant 1939, l'ambiance révolutionnaire a dû les inciter à donner leur accord.

Les États généraux ont été réunis à Paris au siège de la Mutualité en juillet 1968. Le calme après la tempête était revenu et les moyens de transport remis en activité. Cette manifestation d'unité a rassemblé les forces vives de la profession, l'Académie, les organismes représentatifs, les enseignants, les associations et unions spécifiques. Après des débats fructueux, les États généraux ont fixé les objectifs à réaliser pour que l'odontologie possède la plénitude de son autonomie. L'UJCD avait bien préparé les débats. La création de l'ADF allait se concrétiser. Après une année de préparation, elle sera officialisée en décembre 1970, avec deux secrétaires généraux, Norbert Derouineau et Léo Hanachowichz. Elle représentera jusqu'à nos jours la nature profonde de la vitalité d'une discipline médicale fière de ses missions en faveur de la santé bucco-dentaire. Véritable parlement professionnel, ses congrès annuels rassemblant annuellement des milliers de confrères constitueront la vitrine des évolutions médicales par ses séances et ses ateliers de formation. Les impressionnantes expositions de matériels et de services dentaires, parties intégrantes de ces congrès, sont consacrées aux progrès technologiques avec le concours des instances représentatives des entreprises d'équipements et de fournitures dentaires. Aucun congrès des professions de santé n'aura autant de résonance et de pérennité. Le congrès de l'ADF a mis un terme à la Semaine ontologique de Paris qui se tenait depuis des années à la Maison de la Chimie avec des moyens réduits.

*4- Enfin ! Des UER d'odontologie*

Sans perdre de temps, après mai 1968, tous les mouvements professionnels ont agi avec célérité pour entreprendre des négociations. Les étudiants ont participé avec beaucoup d'intensité. Roland Baron sera très écouté par Edgar Faure. Il deviendra enseignant à Paris, puis plus tard aux États-Unis, chercheur à Yale et à Harvard. Et comme il l'a exprimé lui-même, la branche universitaire de l'odontologie est sans doute celle qui a le plus bénéficié des mutations universitaires consécutives aux évènements de mai 1968.

Le ministre de l'Éducation nationale, Edgar Faure, avait reçu les responsables étudiants. On peut même dire qu'il les avait pris en affection. Il avait auditionné toutes les parties concernées, les enseignants, l'Ordre national, la CNSD, l'UJCD, l'Académie. Cet homme extraordinaire qui donnait des réponses avant même qu'on lui pose des questions a pris immédiatement en considération les attentes des étudiants. Dès la rentrée d'octobre 1968, ceux de Paris ont intégré les locaux tout neufs de leur Faculté dentaire à Montrouge, un vaste immeuble primitivement prévu pour loger l'École nationale supérieure féminine. Le 31 décembre 1968, le *bulletin officiel de l'Éducation nationale* publiera la liste des futures UER[2].

*5- 1969 : La capacité professionnelle pleine et entière est établie*

Jean Jardiné, l'Européen, président de la CNSD, agitait la sonnette d'alarme depuis plusieurs années, évoquant l'urgence d'établir la capacité professionnelle des chirurgiens-dentistes français en harmonie avec celle de leurs confrères de la CEE. L'Europe dentaire était en gestation et il faudra bientôt faciliter les échanges et permettre d'exercer dans les pays d'accueil. La CNSD avait en même temps affirmé sa présence dans les institutions internationales représentatives de l'odontologie. Grâce à Jean Jardiné, elle avait adhéré à la Fédération dentaire internationale (FDI) et participé à la création des instances européennes de la chirurgie dentaire en magnifiant l'amitié franco-allemande des chirurgiens-dentistes. En 1969, Maurice Schumann, ministre des Affaires sociales de l'avant-dernier gouvernement du général de Gaulle, rétablit la capacité professionnelle pleine et entière des chirurgiens-dentistes abolissant le sinistre décret de Madame Poinso-Chapuis de 1948. Une immense victoire !

*6- 24 décembre 1971 : Le doctorat d'exercice*

La réforme, dont les grandes lignes ont été largement tracées après mai 1968, a demandé cependant plusieurs années pour mettre en place ses tenants et ses aboutissants. Il s'agissait d'une transformation radicale de notre enseignement et même de la conception future de nos exercices professionnels. C'est pourquoi il faudra attendre une année encore pour que le doctorat d'exercice paraisse au *Journal officiel*. Il fallait qu'il passe par voie législative et le travail parlementaire demande du temps.

[2] Unités d'Enseignement et de Recherches. Mises en place par la Loi 68-978 du 12 novembre 1968 d'orientation de l'enseignement supérieur parue dans le Journal officiel du 13 novembre 1968 ou loi Faure du nom d'Edgar Faure.
La liste détaillée est fournie par le Décret 70-1174 du 17 décembre 1970 portant érection en établissements publics à caractère scientifique et culturel d'universités et centres universitaires paru dans le Journal officiel du 18 décembre 1970.

Jean-Pierre Blanchet, membre important de la CNSD, devenu sénateur de la Loire, était aussi un grand ami du ministre de la Santé, Robert Boulin. Il est donc apparu nécessaire au bureau confédéral de profiter de cette opportunité en lui confiant le poste de secrétaire général pour qu'il puisse, avec conviction, défendre la création de ce doctorat d'exercice. Jacques Charron, après dix ans de service, lui cède sa place. La profession doit beaucoup à Jacques Charron qui a notamment réussi à rendre officielle une définition de l'exercice illégal de l'Art dentaire.

Les chirurgiens-dentistes avaient peu d'appuis au sein du Parlement. Il y avait notre confrère, Jean Narquin, le père de Roselyne Bachelot, élu député du Maine-et-Loire pendant plusieurs législatures, mais totalement inopérant à l'égard de la réforme des études dentaires.

Le sénateur Jean-Pierre Blanchet, secrétaire général de la CNSD, et le docteur en médecine Henry Berger, député de la Côte-d'Or, ont été les rapporteurs devant le Parlement de la loi instaurant le doctorat d'exercice des chirurgiens-dentistes, qui paraîtra au *Journal officiel* le 24 décembre 1971. Ce fut un beau cadeau pour les chirurgiens-dentistes.

# CHAPITRE IV

# LES ANNÉES 1970

Mais avant que le doctorat d'exercice ait été définitivement entériné, il s'est passé beaucoup de remue-ménage dans les années 70. Il serait préférable que ce soit des enseignants qui réveillent cette mémoire, car ils ont réalisé une œuvre considérable qui prendra plusieurs années pour parvenir à la mise en place de l'enseignement universitaire que nous connaissons aujourd'hui. Pour nous, il fallait veiller à ce que cette réforme qui transforme l'enseignement et permette l'amalgame de tous les chirurgiens-dentistes, quelques soient leurs formations antérieures. Des mesures transitoires étaient à prévoir pour que tous les chirurgiens-dentistes exercent avec la même capacité professionnelle.

Par ailleurs, il fallait constituer un corps d'enseignants autour des jeunes docteurs de troisième cycle et autour des professeurs de grande valeur par leurs acquis des écoles nationales, tout particulièrement les directeurs qui avaient tenu très haut le flambeau de l'odontologie. Chaque installation d'UFR d'odontologie possède sa propre histoire, sans doute pleine de rebondissements, traduisant la volonté de consœurs et de confrères enthousiastes à répondre à un magnifique sacerdoce, celui de transmettre les savoirs de l'odontologie.

Comment décrire la volonté de nombreux confrères qui ont repris leurs études pour devenir docteurs de troisième cycle ? Beaucoup prendront sur leur temps d'exercice pour obtenir un Certificat d'études supérieures.

Comment faire ressentir la satisfaction de jeunes professeurs aux côtés de leurs confrères plus aguerris collaborant sans réserve avec des professeurs de médecine pour fonder un enseignement universitaire qui réponde aux besoins de la santé bucco-dentaire des Français et aux attentes des pratiques européennes ?

Et puis après la fin décembre 1971, les chirurgiens-dentistes soutiendront avec ardeur leur thèse de doctorat d'exercice. Ce fut une période magnifique. Nous avions l'impression d'avoir pris un bain de jouvence. Un orgasme collectif d'autant plus intense qu'il avait fallu attendre longtemps, la soumission de l'objet désiré !

*- L'après 1968 : Mutations sociales, libération de la parole et affranchissement des mœurs*

L'après 1968 est une période marquée par de multiplies mouvements sociaux favorables à l'éclosion de mutations sociales qui changeront la vie des Français et libéreront les mœurs. Les femmes manifestent leur volonté d'être libres de leur corps et conduisent des campagnes en faveur de l'interruption volontaire de grossesse. Jusqu'au début des années 1960, les épouses ne pouvaient pas posséder un carnet de chèques bancaires à leur nom. Ces deux exemples démontrent combien la société était figée. Mais, bientôt, il n'y aura plus de sujet tabou notamment en domaine sexuel. Mai 1968 avait démontré qu'il fallait parfois s'exprimer avec force pour faire évoluer une société entravée par des structures inappropriées aux réalités sociales. Beaucoup d'entre nous, jeunes praticiens, en avaient tiré la leçon. Si on ne peut pas se faire aimer, il fallait au moins savoir se faire craindre.

Jacques Monnot et moi-même avec les responsables de notre région Bourgogne Franche-Comté, qui nous accordaient leur plein accord, étions réunis sous le sigle des PURS (Pour l'unité et la rénovation du syndicalisme). Malgré les grandes avancées de la présidence Jardiné, nous considérions qu'il fallait muscler notre syndicalisme et en faire une organisation dont la politique syndicale serait démocratiquement définie. Nous avions même créé une revue trimestrielle *Accord* évoquant l'ensemble de nos propositions en faisant, par ailleurs, appel à des confrères d'autres régions qui nous avaient rejoints comme André Touzin. Nous n'avions pas craint de faire les caricatures de nos responsables nationaux et de réaliser une bande dessinée racontant les aventures et les soucis d'*Apollinaire, chirurgien-dentiste français*. Pour défendre notre capacité professionnelle toute neuve, nous étions persuadés qu'il fallait donner la parole à tous les syndicats départementaux et, pour cela, restructurer nationalement l'ensemble de l'édifice confédéral. En premier lieu, il était nécessaire que les statuts des syndicats départementaux comprennent des règles prévoyant le renouvellement périodique des responsables. De nombreux syndicats adhérents à la CNSD étaient régis par des statuts qui, lorsqu'ils en avaient, dataient d'avant-guerre.

En Côte-d'Or par exemple, on ne pouvait adhérer au syndicat confédéré que si l'on était présenté par deux parrains à l'assemblée générale annuelle. On vivait dans un entre-soi peu ouvert au dialogue ni aux changements d'une société en pleine ébullition. Le conseil d'administration national de la Confédération était composé de représentants régionaux. Quelques confrères voulant faire évoluer la défense professionnelle avaient, le mot n'est pas trop fort, infiltré les syndicats départementaux et très rares sont ceux qui avaient réussi à représenter leur région pour accéder au Conseil d'administration national de la CSND.

Après l'orage de 1968, alors que les mutations sociales s'effectuaient au grand jour, un climat propice aux échanges des idées ne s'était toujours pas vraiment établi à l'échelon départemental et national, alors que nous estimions que chacun devait pouvoir parvenir à s'exprimer facilement. L'empêcher laissait libre cours à la circulation de libellés activistes et aux propositions incompatibles avec les réalités constitutionnelles de notre pays. Nous constations avec regret que des syndicats départementaux, se joignant à ceux de Paris et de la région parisienne, quittaient la CNSD. L'arrivée au pouvoir de Valéry Giscard d'Estaing, ancien ministre des Finances, concrétisait des réglementations bouleversant la fiscalité. Elles allaient mettre définitivement fin à l'évaluation administrative et aux tractations d'arrière-cour. Il fallait saisir l'occasion d'entrer dans une fiscalité plus sincère, en adhérant à la proposition gouvernementale de faire partie des Associations de gestion agréées. En dépit de statuts confédéraux d'un autre âge, la CNSD avec Jean Jardiné, Jacques Charon et Jean-Pierre Blanchet, sans omettre quelques jeunes représentants régionaux, a pris des décisions très bénéfiques pour la profession. Jean Jardiné laisse derrière lui la reconnaissance de la capacité professionnelle, le doctorat d'exercice, l'adhésion à la FDI et la création du Comité de liaison européen de l'Art dentaire. Mais pour nous, il fallait faire de cette Confédération un organisme qui réponde plus encore aux conceptions sociales issues de mai 1968.

La réforme de notre enseignement universitaire était en bonne voie, les membres actifs de l'UJCD s'étaient divisés en plusieurs branches. Un grand nombre avait choisi l'enseignement apportant un sang neuf en harmonie avec leurs confrères aînés.

D'autres, comme dans notre région, Bourgogne Franche-Comté, continuant à porter des idées neuves pour la défense professionnelle, s'étaient engagés à structurer la CNSD en investissant des syndicats départementaux. Cela prendra presque 10 ans. Philippe Dupuis s'occupera de fiscalité, Jacques Monnot de sécurité sociale, Pierre Colombet de formation continue, Jean-Claude Chardon de l'ADF et de CNSD Services, et moi-même de la réforme de la Confédération. C'est à partir de ce noyau de confrères très déterminés que le premier congrès de la réforme confédérale s'est réuni en 1978 à Versailles. Il faut le reconnaître, l'UJCD avait perdu une grande partie de sa raison d'être. Après 1968, elle a poursuivi ses activités d'une manière plus éteinte et pour réanimer ce cercle de pensée des jeunes de moins de 40 ans, des confrères ont choisi de le transformer en syndicat. Respectons toutes les idées. Étant parmi ceux qui avaient lancé ce que j'appelle l'UJCD canal historique, j'ai regardé avec tolérance l'évolution de ce nouveau syndicat. Il n'y a que dans les pays totalitaires que s'exprime le syndicat unique et pour quels résultats ? Mais, laissons la place à la réforme de la Confédération nationale des syndicats dentaires.

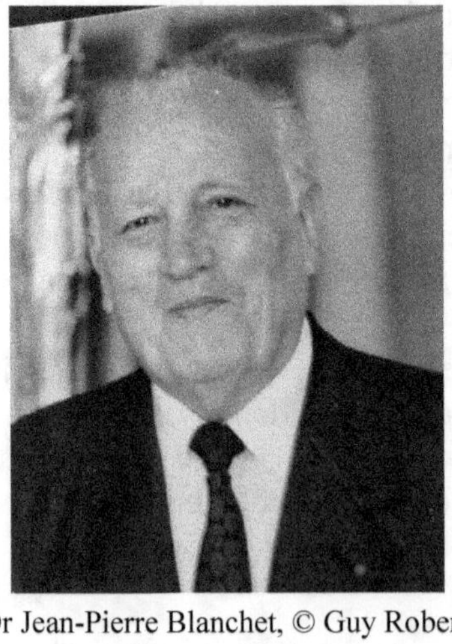

Dr Jean-Pierre Blanchet, © Guy Robert.

# CHAPITRE V

# 1978-1981 : LA DÉFENSE DE NOTRE CAPACITÉ PROFESSIONNELLE FACE AUX PRESSIONS SOCIALES, ÉCONOMIQUES ET FISCALES

## *1- Une période de renouveau syndical : une nouvelle CNSD*

En 1976, sous l'impulsion de Jean Jardiné, j'ai été nommé vice-président responsable de la réforme de la CNSD. Nous avions estimé qu'il était nécessaire d'entamer une large concertation avec les présidents de syndicats départementaux. Il en était ressorti que si la CNSD devait être un organisme où l'on puisse partager des idées pour adopter démocratiquement les décisions d'une manière largement consensuelle, il fallait pouvoir exercer notre profession dans un concert social bousculé par de nouvelles règles socio-économiques et prendre en compte les exigences de l'opinion publique.

L'ambiance post-soixante-huitarde dont un des slogans était *L'imagination au pouvoir* imprégnait les comportements et la société devenue plurielle. Dans une société si effervescente, la réforme du syndicalisme dentaire, comme chez les professions libérales, était inévitable aussi bien à l'échelon national qu'à ceux des régions et des départements. Rédiger le projet d'une nouvelle constitution confédérale apparaissait comme la quadrature du cercle, tant les frictions entre anciens et modernes, et entre réformistes, et retardataires étaient portées à leur paroxysme.

Jean Jardiné, avec élégance, a annoncé qu'il ne se représenterait pas à la présidence de la CNSD qu'il avait assumée pendant 14 ans. J'ai réuni, par groupes de régions, les présidents des syndicats départementaux pour qu'ils expriment leurs doléances, puis ayant en raison d'un repos forcé beaucoup de temps, j'ai préparé des projets inspirés de nos réflexions, avec Jacques Monnot et les cadres de notre région Bourgogne Franche-Comté, notamment Louis Moissenet et Pierre Burdy.

L'élaboration des nouveaux statuts confédéraux a été réalisée en étroite collaboration avec de jeunes membres régionaux qui avaient intégré le conseil d'administration présidé par Jean Jardiné : Jean-Claude Chardon, Philippe Dupuis, Pierre Colombet, Jacques Monnot, Daniel Roblin et moi-même. Nous avons constitué la Task Force qui a rédigé le projet de nouveaux statuts confédéraux. Ayant reçu l'aval du conseil d'administration sortant, l'assemblée générale extraordinaire de la CNSD a voté en faveur de la réunion d'un congrès constitutif. Il s'est tenu à Versailles en 1978. Jacques Monnot a été élu président, Philippe Dupuis et Daniel Roblin, vice-présidents, et moi-même, secrétaire général accompagné de Christian Plotton et de Pierre Colombet, secrétaires généraux adjoints. La moyenne d'âge ne dépassait pas 45 ans tandis qu'Amédée Corre était choisi pour mettre en place une trésorerie pleine de clarté sous le regard d'une commission des finances. Quant à Jean-Claude Chardon, qui occupera des postes importants à l'ADF, il prit en charge CNSD Services. Parmi les anciens responsables émérites, Jean Jardiné fut mis à la tête de la commission des affaires internationales avant de devenir par la suite président de la FDI. Gérard Berthelot, en charge de l'assurance dentaire, deviendra un des hiérarques de la MACSF et Léo Hanachowich dirigera l'ADF, puis l'UFSBD (Union française pour la santé bucco-dentaire).

Tous les trois ans, un congrès devait se réunir pour fixer à nouveau les axes de la politique syndicale et éventuellement renouveler les équipes du bureau exécutif et des commissions. Après le congrès de Versailles, la CNSD nouvelle a pris son élan dans tous les domaines.

Avec Jacques Monnot, nous avions choisi une devise *Imagination et Rigueur* que nous appliquions aux conditions d'exercice, la fiscalité, la gestion des cabinets, la prévoyance et la retraite complémentaire, la formation universitaire et continue. Par ailleurs, nous avons porté un intérêt particulier à la formation des assistantes et à leur convention collective, sous le patronage de Paul Aubert. Au-delà des préoccupations conventionnelles, c'est l'ensemble de la conception économique des exercices qui était envisagé. Il était donc nécessaire de promouvoir tout ce qui pouvait améliorer l'exercice professionnel.

Le bureau exécutif de la CNSD est entré en fonction après de longs moments de conflits larvés avec les Caisses d'assurance maladie et plus particulièrement avec les cabinets mutualistes de Caisses, et ceux des Mines. Nous ressentions que des nuages s'annonçaient et qu'il faudrait poursuivre avec ardeur la défense de notre capacité d'exercer au sein du secteur d'activités libérales. Il était temps de se doter d'un syndicalisme fortement organisé et de créer des alliances avec les organismes des professions libérales vouées aux services des besoins essentiels de la population, particulièrement celles de santé. Pour la plupart d'entre nous issus de l'UJCD (canal historique !), contrairement à de jeunes professionnels libéraux comme les architectes qui avaient réclamé la suppression des ordres au cours des événements de mai 1968, nous avions, avec l'immense majorité des chirurgiens-dentistes, conscience que leur rôle était essentiel à l'exercice libéral. Cela ne s'est jamais démenti.

*2- Mieux exercer en étant mieux informé*

Après le congrès de Versailles, la CNSD s'était dotée de statuts favorisant l'application d'une démocratie interne très rigoureuse. Il convenait d'associer les syndicats départementaux à l'élaboration de la politique confédérale et d'accompagner les adhérents au plus près de leur exercice. Il était donc nécessaire de dynamiser les nouvelles instances et notamment la structure CNSD Services créée à l'initiative de Jean-Claude Chardon, avec le généreux apport de Paul Aubert pour l'élaboration des conventions collectives auprès des syndicats du personnel des cabinets dentaires. Il a d'ailleurs été un des initiateurs des fonds de formations des assistantes.

Des collaborateurs du bureau confédéral, conseillers juridiques, fiscaux et sociaux de haut niveau, seront recrutés pour apporter des réponses aux questionnements de nos adhérents et éclairer les prises de décisions des responsables nationaux et départementaux. Jean-Claude Chocque, Madeleine Dumont, Catherine Lamblot, Dominique Picard apporteront leurs précieux concours. La trésorerie sera suivie comme celle d'une municipalité avec rigueur sous l'autorité d'Amédée Corre.

Notre revue hebdomadaire, le *CDF Mag*, recrutera une journaliste, Chantal Badin, et un webmaster, Bernard Curtillat, lorsque le moment venu, l'informatique prendra un rôle important dans la gestion, les fichiers et l'organisation matérielle notamment pour l'impression, la mise en page, et l'illustration en couleur de notre magazine.

*3- La solidité d'un organisme syndical : sa structure*

La structuration d'un mouvement comprenant 100 syndicats départementaux consiste à ne pas effacer les revendications d'intérêts locaux, mais à tenter, par le dialogue, à mettre au jour des consensus les plus larges pour définir les grands axes de la politique confédérale. La CNSD, et en réalité une démocratie, a ses règles et ses devoirs. Elle ne peut fonctionner que si l'on respecte ses statuts, la loi de la majorité. Tant que l'on n'a pas convaincu, on a tort et, par conséquent, il faut parvenir à élever les débats et ne pas étouffer systématiquement les oppositions. En revanche, il faut informer, s'informer et savoir que toute politique résulte de compromis bénéfiques. La Confédération comprenait encore au début du fonctionnement de la nouvelle CNSD beaucoup de praticiens d'ancien régime. Il fallait inciter de jeunes confrères à participer. Les générations montantes se doivent de s'intéresser en premier chef à l'avenir. C'est dans cette intention qu'ont été créés les séminaires de Saulon-la-Rue. Il ne s'agissait pas de créer une école de cadres, bien au contraire, mais de donner à chacun l'occasion de réfléchir et de rechercher des conseils par des praticiens exerçant dans toutes les régions de France. Réunis à intervalles réguliers, trois fois trois jours, nombreux sont les responsables syndicaux à y avoir participé. Leur organisation m'a été confiée en 1977 sous la présidence de Jean Jardiné et je les ai développés avec plaisir jusqu'en 1991. Je pense que cette initiative unique au sein d'un syndicat représentatif de professions libérales a donné pour longtemps un esprit de corps aux responsables confédéraux. Il n'est donc pas surprenant que ces séminaires perdurent encore aujourd'hui.

*4- L'avenir de notre capacité professionnelle s'inscrit désormais dans le cadre de la défense de l'exercice libéral*

À la fin des années 70, le dialogue contractuel était devenu exécrable, assorti de conventions provisoires, de rédactions de livres blancs, de fermetures de cabinets et même d'un divorce temporaire par une absence de convention durant quelques mois.

Grâce à d'ardentes négociations conduites par Jacques Monnot, une convention qui améliorait la prise en charge des soins conservateurs fut enfin signée en 1979. Défendre notre capacité professionnelle consistera désormais jusqu'à nos jours à pratiquer non seulement en pleine responsabilité médicale, mais aussi économiquement du mieux possible dans le cadre d'un exercice conventionnel administré. Mais, il fallait faire admettre que la nomenclature des actes remboursés tienne compte des évolutions scientifiques et médicales, et que les revenus provenant de notre exercice professionnel soient surchargés d'impôts inéquitables. Vaste programme !

*5- Poursuivre la voie de la clarté fiscale*

Nous avons fait le choix de favoriser les Associations de gestion agréées pour lever les dernières barres d'imposition au-delà desquelles les revenus de notre travail étaient inéquitablement imposés au regard des autres catégories sociales. Malgré une volonté manifeste de parvenir à la clarté fiscale, l'image de fraudeurs des professions libérales et indépendantes restait fortement imprimée dans l'esprit des hauts fonctionnaires de Rivoli, puis de Bercy, souvent plus puissants que les ministres de passage. Il faudra encore deux décennies pour que les barres d'AGA soient levées et la taxe professionnelle supprimée. Les syndicats opposants faisaient beaucoup de bruit étalant les prétendues complicités de la CNSD. Tout compte fait, avoir des oppositions oblige à réagir et à agir ! Mais cela ne pouvait pas se faire uniquement dans le cadre du seul syndicalisme.

*6 - La prise de conscience d'appartenir à un secteur plus vaste que le dento-dentaire : celui des professions indépendantes et libérales*

Toutes les professions libérales connaissaient des difficultés pour se faire entendre par les pouvoirs publics. Leurs exercices professionnels et leur existence sociale n'étaient plus ceux de bourgeois nantis des romans de Balzac. Aux yeux des hauts fonctionnaires, l'exercice libéral n'avait besoin de rien. Il n'était pas considéré comme faisant partie du patronat et ne faisait pas partie des classes laborieuses. Affublées de la tunique corporatiste, les professions libérales ont été admises très tardivement au Conseil économique et social et, encore, avec seulement trois représentants, un pour la santé, un pour le droit et un pour la technique, et le cadre de vie.

Les ordres professionnels étaient considérés comme des syndicats corporatifs. Lorsqu'on évoquait l'existence de syndicats de professions libérales, la réponse de certains technocrates était de les désigner comme des « syndicats de droite ». Ceci après avoir été traité de communiste ! Comme c'est cocasse !

Par ailleurs, parmi les professions libérales et des syndicats respectifs, il était difficile de faire comprendre que nos revendications fiscales, et sociales relevaient du ministère des Finances et du Travail, et non pas des ministères de tutelle. En effet, nos revendications appartenaient à un secteur plus vaste que la seule activité des professions indépendantes et libérales. De surcroît, nous avions du mal à faire comprendre à nos adhérents que le dento-dentaire n'était pas suffisant pour faire valoir nos revendications dans les domaines socio-économiques et du travail, et qu'il fallait que la CNSD occupe une place déterminante au sein de la toute nouvelle UNAPL (Union nationale des professions libérales) créée sous l'impulsion d'un homme exceptionnel, Alain Tynaire, un avocat.

L'UNAPL réunit les associations et les unions des classes moyennes, un Tiers-État qui n'arrivait pas à se faire entendre dans le concert social au regard de l'immensité du salariat représenté par des centrales syndicales tonitruantes dont le nombre d'adhérents atteignait avec peine 10 % des salariés des entreprises. Il est alors devenu évident que notre nouveau syndicalisme dentaire devait apporter son dynamisme au Centre national des professions de santé (CNPS) récemment créé sous l'impulsion du Dr Monnier, président de la CSMF (Confédération des syndicats médicaux français), et de Jean Jardiné. Jacques Monnot en prendra rapidement la présidence. Quant à moi, j'ai accepté de devenir vice-président de l'UNAPL, ce qui m'a valu d'organiser de grandes manifestations après l'élection de François Mitterrand du 10 mai 1981 à la présidence de la République.

Christian Plotton assumera ensuite un co-secrétariat général. Beaucoup plus tard après son décès subit, je deviendrai secrétaire général pour 12 ans avec la mission de faire de l'UNAPL une centrale syndicale écoutée participant à toutes les grandes rencontres interministérielles, au même titre que le CNPF (Conseil national du patronat français), plus tard le MEDEF (Mouvement des entreprises de France), la CGPME (Confédération générale des petites et moyennes entreprises), plus tard la CPME (Confédération des petites et moyennes entreprises), l'UPA (Union professionnelle artisanale) et la FNSEA (Fédération nationale des syndicats d'exploitants agricoles). Ce sera ensuite à Gérard Goupil et à Marie-Françoise Gondard-Argenti de prendre le relais.

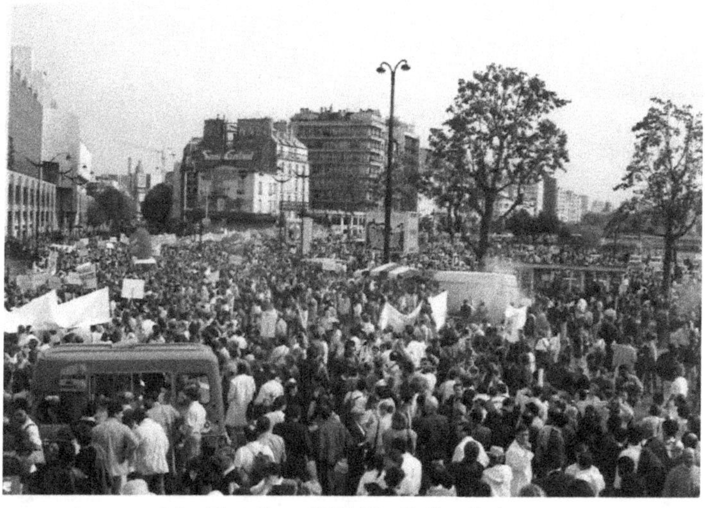

Manifestations UNAPL, © Guy Robert.

# Chapitre VI

## Syndicalisme, éthique, apolitisme et violence ou comment affronter les années 1980

Il est difficile de s'empêcher de rappeler la dureté des polémiques syndicales posées par la politique conventionnelle dans les années 1980. Face à son renouveau, la CNSD a dû affronter le remue-ménage d'opposants groupés sous la bannière notamment de la FCDF (Fédération des chirurgiens-dentistes de France) qui s'appliquaient à démolir toute politique syndicale réformiste. Pour défendre notre capacité professionnelle toute neuve, la CNSD devait établir les meilleures attitudes pour insérer notre profession dans le tissu social national et parallèlement être capable de s'opposer fermement à des intentions de politiques gouvernementales qui ne répondaient pas à l'intérêt de la population en matière de santé bucco-dentaire et, par conséquent, aux bons développements de l'exercice médical de notre profession.

La politique contractuelle des professions de santé relevait de l'accès aux soins inscrit dans la Constitution de la République et soutenu par toutes les tendances politiques au pouvoir. Elle a suscité des oppositions violentes depuis son instauration en 1958. Des mouvements de professionnels libéraux de santé ne voulant pas tenir pas compte des réalités ne cessent d'entretenir un climat d'hostilités virulentes. C'est ce qu'ont choisi certains de nos confrères de la FCDF, puis plus tard de la FSDL (Fédération des syndicats dentaires libéraux). Dénués de politiques professionnelles acceptables par l'opinion publique, ils n'ont cessé de mettre au pilori les syndicats des professionnels de santé signataires de ces conventions médicales ou collectives.

Les conceptions réalistes du combat syndical ont valu aux dirigeants confédéraux d'être traités de kapos du fisc, de valets du pouvoir, d'avoir été formés dans les écoles du Parti communiste français. La CNSD a pris la décision de ne pas répondre aux diatribes imprécatoires pour ne pas alimenter des polémiques grossières. On ne peut injurier et penser en même temps. Les polémiques sont source de comportements imbéciles.

Le seul parti qui avait libre cours à la CNSD était celui d'élever notre profession au rang d'une discipline médicale reconnue nécessaire à la Nation et, pour cela, de défendre les intérêts moraux, et matériels des chirurgiens-dentistes.

Jamais au grand jamais, les responsables confédérés nationaux et départementaux n'ont fait état de leurs sensibilités politiques. D'ailleurs, ce principe est inscrit dans les statuts des syndicats des professions libérales. Avec Jacques Monnot, nous avions beaucoup trop à faire. Nous préférions avoir raison avec Camus et tort avec Sartre en bon lecteur de Raymond Aron pour qui la tempérance doit dominer l'exécrable violence.

*1- La faucille et le marteau :*
*on a brutalisé un président confédéré à Paris*

Pourtant, malgré sa volonté d'ignorer la grossièreté des mal-comprenants, la CNSD a dû réagir fermement face à la violence.

À la suite de la signature d'une convention, un grave incident a été fomenté par Baudot, le président de la Fédération des chirurgiens-dentistes de Paris. À court d'arguments, ce confrère, accompagné d'une consœur et de deux autres confrères, ont pénétré dans le cabinet dentaire du Dr Combrouze, jeune président CNSD de Paris, et l'ont affublé d'une blouse portant une faucille et un marteau. Et pour l'humilier davantage, ils l'ont photographié.

Cet incident terroriste mérite d'être conté, car il démontre à quel point certains praticiens, au mépris de toute confraternité, se moquant totalement du respect du Code de Déontologie, peuvent oublier le sens humain du respect d'autrui. Nous avons estimé qu'il était préférable de ne pas traduire ces délinquants en correctionnelle pour ne pas nuire à l'image de notre profession, mais nous les avons poursuivis devant les instances ordinales. Étant secrétaire général, j'ai représenté la CNSD à l'audience où j'ai été invectivé par un confrère de l'Ordre de Paris, pourtant revêtu de la toge. À ses yeux, je représentais les destructeurs de la profession. *« Il n'y avait qu'à voir ma cravate, elle était rouge.* » Le président Ricard a dû interrompre la séance disciplinaire devant mon indignation pour la reprendre un quart d'heure plus tard dans des conditions plus impartiales. Je préfère ne pas parler des condamnations prononcées.

Cette plainte devant le Conseil de l'Ordre a contribué à calmer ce genre d'actions violentes que l'on rencontrait dans certains départements, notamment le Lot-et-Garonne où une horde hystérique était venue empêcher, par de bruyants troubles, une réunion de travail de la CNSD.

*2- Travail, sérénité, éthique se structurent à tout niveau pour muscler les forces syndicales*

Sans toujours atteindre autant de bassesse, les querelles intra-professionnelles n'ont jamais cessé et durent encore. La politique contractuelle est source de conflits dans toutes les professions de santé. Seul, le travail, avec toujours à l'esprit le respect du Serment d'Hippocrate, permet de répondre aux critiques acerbes et injustifiées. C'est par le respect d'une bioéthique rigoureuse que l'on peut dicter des choix politiques, notamment lutter contre des entreprises d'économie sociale, associatives ou capitalistiques, contraires à l'intérêt des patients. La morale n'est pas forcément le moyen premier de la pertinence des conduites à tenir, mais il ne peut y avoir de syndicalisme sans elle.

Depuis 1978, durant trois décennies de travail, nous avons affronté de graves difficultés et envoyé des représentants du bureau dans tous les départements pour présenter la politique syndicale afin de faire comprendre les buts de notre action. Les séminaires de formation portaient leurs fruits. Ne plus entendre dire *« moi dans mon département »*, mais *« nous avec la Confédération »* était un progrès considérable. D'abord, s'informer et apprendre à communiquer tout en évitant des conclusions hâtives furent essentiel pour affronter le retournement politique, l'alternance, provoquée par l'élection de François Mitterrand à la présidence de la République en mai 1981.

# Chapitre VII

## Mai 1981 : L'arrivée de la gauche au pouvoir. Un grand moment de sidération

Nous avions vu juste ! Il était temps que nos forces syndicales, alliées à celles des professionnels de santé et des autres professions libérales, soient prêtes à réagir en cas de mise en cause de leurs conditions d'exercice. Nous pensions étouffer les vieilles lunes désireuses de changer l'homme de gré ou de force pour assouvir leur rêve de *lendemains qui chantent.* Nous avions pourtant lu *La Peste* de Camus nous rappelant que des concepts morbides sournoisement conservés peuvent à tout moment réapparaître pour désorganiser la vie plutôt que de la changer.

En mai 1981, François Mitterrand est élu président de la République sur la base du programme commun de la gauche. Tandis que les populations placées sous la férule de l'URSS tentaient de se dégager du totalitarisme, la France se dotait d'un pouvoir hostile aux conceptions libérales de l'économie du pays. Nous étions revenus en 1945 à l'époque de la remise en marche de l'État après la guerre. Était-il vraiment nécessaire en 1981 de favoriser les services publics, de développer l'économie sociale et de nationaliser les entreprises, et les banques essentielles au développement de notre pays ? En 1945, grâce au réalisme du gouvernement du général de Gaulle, les professions libérales avaient continué à assumer leur rôle de catalyseur de l'équilibre social et participaient à la reprise de l'économie française. Notre syndicalisme apolitique a pris acte des choix exprimés par les électeurs, mais sa mission était de contenir d'éventuelles initiatives élaborées sans discernement au risque d'accabler l'exercice libéral de notre profession.

L'union de la gauche était en réalité une prise du pouvoir par la haute fonction publique avec le soutien des syndicats d'enseignants, confortés par le magistère d'intellectuels comme Althusser ou Deleuze qui ne se référaient pas vraiment à Marx, mais à un communisme revisité. On parlera bientôt de la *« gauche caviar »* et des *« bourgeois bohèmes ».* Cette gauche au pouvoir n'avait pas *« le couteau entre les dents »*, mais la *« rose au poing »* !

Pour faire du « social », tous avaient en commun de dénoncer les riches au nom d'un égalitarisme réducteur et de satisfaire le niveau des envies après les années Pompidou favorables aux entrepreneurs, et aux promoteurs, suivies du septennat de Giscard d'Estaing. Au cours de ces dix années pourtant, une grande partie des attentes sociétales de mai 1968 ont été réalisées, notamment ce qui concernait les droits des femmes et le vote des jeunes à 18 ans.

Le pouvoir de la gauche n'était-il pas la revanche des commis de l'État sur les « entreprenants » ? Le programme commun pouvait-il tenir la distance ? Beaucoup de Français étaient inquiets dans la crainte de voir changer tous les codes de la vie active de notre pays.

*1- Premiers contacts avec le pouvoir socialo-communiste*

Jack Ralite, ministre de la Santé du gouvernement Mauroy, était un communiste sympathique très cultivé, sauf en matière de santé publique. Tenu par les propositions du programme commun, il ne pouvait pas répondre à nos conceptions syndicales. Par ailleurs, il était coiffé par Nicole Questiaux, ministre des Affaires sociales et de la Solidarité, et sous l'influence de conseillers idéologues qui n'accordaient aucune estime aux professionnels libéraux, et qui plus est aux dentistes.

Nous nous sommes rendus avec Jacques Monnot, avenue Duquesne où siègent traditionnellement les ministères de la Santé et des Affaires sociales. Nicole Questiaux occupait le premier étage et Jack Ralite, le troisième, moins fastueux. Les huissiers en habits et chaînes, qui auparavant guidaient les visiteurs, avaient disparu. Des délégations de tout poil, munies de banderoles, devisaient bruyamment dans les couloirs. Nous sommes parvenus à pénétrer dans une salle d'attente où nous avons reconnu le bureau beige laqué de Simone Veil entreposé là, à l'abandon. Nous étions dans un autre monde. Nicole Questiaux, universitaire et haut fonctionnaire, était avant tout habituée à élaborer des concepts intellectuels. Elle ne possédait pas le même charme rayonnant et intimidant de Simone Veil. Elle ne portait pas un tailleur Chanel. Son style vestimentaire était d'une simplicité sans attrait, style baba cool.

Elle nous a reçus avec un sourire poli et a écouté Jacques Monnot exprimer l'apport de l'exercice libéral de santé et de l'odontologie au service de la population. Elle n'a pas jeté un œil sur les documents exposant les objectifs de la CNSD que je lui présentais et, sans prêter une oreille, elle donnait peu de cas à nos explications tant notre rencontre était interrompue par des coups de téléphone répétés, ce qui est rare sauf urgence dans le bureau d'un ministre. Elle a mis fin à un entretien stérile en concluant par *« ma mission est de favoriser le bien-être social sans tenir compte d'intérêts corporatistes ».* Elle nous a ensuite rappelé que l'exercice libéral ne pouvait pas prétendre être plus humaniste que le service public et le secteur social. Nous avons compris que les mutuelles et l'économie sociale sous toutes ses formes feraient partie de ses priorités. Cette ministre était une zélatrice d'une gauche doctrinaire tutoyant le fanatisme intellectuel, ignorant le doute, déconstruisant les structures ancestrales façon puzzle, sans savoir ensuite reconstruire un monde nouveau par trop idéalisé pour être pérenne. Nicole Questiaux n'était pas une personnalité de premier plan. Son intransigeance la fera démissionner[3].

---

[3] Par ailleurs, Nicole Questiaux avait été empêtrée, sans qu'elle n'ait rien à se reprocher à titre personnel, dans le scandale des mutuelles marseillaises. Lucet, nouveau patron de la Caisse de sécurité sociale de Marseille, avait reçu mission, sous le gouvernement Barre, de contrôler les milieux de l'Assurance maladie. Il avait rédigé un rapport dénonçant les pratiques délictueuses de certains mouvements mutualistes marseillais, destiné à mettre fin à des délégations de service public accordées à des mutuelles sous contrôle de la CGT. Ces délégations offraient la possibilité de gérer les remboursements médicaux de Sécurité sociale en prélevant au passage une quote-part détournée pour alimenter la CGT. Nicole Questiaux, sous pression de la Centrale communiste, a relevé Lucet de ses fonctions en en faisant presque un coupable. Mais, Lucet était craint, car il ne s'attendait pas à devoir lâcher prise.
Lucet s'est suicidé par deux balles dans la tête tirées à bout portant. Ce scandale a été étouffé en le mettant sur le dos de la mafia marseillaise. Cette affaire au moment de la première année de la prise de pouvoir socialo-communiste ne donnait pas une bonne image de l'économie sociale.

*2- Les socialistes les plus à gauche remettent en cause l'exercice libéral*

Nous étions inquiets. Durant l'année 1981, c'est surtout l'atmosphère antilibérale qui taraudait le CNPS, dont Jacques Monnot avait été élu président au cours des premières assises réunies à Dijon, et l'UNAPL dont j'étais membre du bureau. L'exercice libéral *« des bourgeois corporatistes nantis »* était dans le collimateur à l'Assemblée nationale où enseignants et fonctionnaires siégeaient en nombre. Nous avions appris qu'il était envisagé de créer des Centres de soins intégrés et d'abroger les ordres professionnels.

Supprimer les ordres plaçait sous l'entier contrôle administratif et disciplinaire des professionnels assujettis aux secrets touchant à l'intime et dont la vérification de leurs diplômes était la garantie de leur monopole d'exercice tant dans le privé, que dans le public.

Les ordres chargés de missions d'intérêt public étaient indispensables pour garantir, dans le domaine de la santé, le respect du serment d'Hippocrate des règles déontologiques et du Code de la santé. Pour nous, ce secteur d'activité, proche de la population sans viscosité administrative, ne devait pas être « boulonné » au regard des prétendues démocraties populaires soumises au collectivisme totalitaire. Nous défendions qu'il ne puisse exister de démocratie sans professions libérales.

Si les pratiques médicales des professionnels de santé aussi bien du privé que du public étaient dominées par l'encadrement de leurs traitements assorti d'investigations administratives obérant les capacités professionnelles, cela conduirait à une perte de responsabilité et de capacité professionnelle altérant la qualité des traitements[4].

Par ailleurs, la Convention d'une durée de cinq ans, signée par la CNSD et les Caisses d'assurance maladie en 1978, allait être mise en question. Le système contractuel allait-il être mis au ban par le pouvoir socialo-communiste ? Nous avions appris que certains clubs politiques de la gauche avaient fait appel à des

---

[4] Ce que nous venons de connaître avec les centres de soins associatifs pratiquant sans contrôle des traitements mutilants en donne l'exemple.

professionnels de santé approuvant le programme commun, dans l'intention de créer un syndicat favorable à la suppression du paiement à l'acte. C'était très provocateur. Aussi, avons-nous organisé une manifestation autour du ministère de la Santé pour faire savoir que nous n'étions pas dupes de ce genre d'intimidation. Cette initiative n'a pas eu de suite sans doute par manque de combattants !

*3- La grande manifestation d'avril 1982 :*
*100 000 professionnels libéraux à Paris*

Devant ces menaces inquiétantes, le CNPS et l'UNAPL ont également décidé d'organiser une manifestation à Paris pour défendre les ordres et s'opposer à l'instauration de Centres de soins intégrés. De leur côté, les ordres professionnels ont constitué un comité de liaison pour manifester leur détermination et leur unité. Avec Jacques Monnot, nous avons rencontré le président Beck et son bureau rue Émile-Menier pour confirmer que la CNSD, le CNPS et l'UNAPL considéraient les ordres comme les clés de voûte de l'exercice libéral puisqu'ils étaient garants de la réalité des compétences et, par corollaire, de la responsabilité des praticiens essentielle à leurs pratiques.

La CNSD a accepté de prendre en charge l'organisation de cette manifestation nationale, car elle était sans conteste la mieux organisée. Il fallait animer les régions et nos syndicats dentaires départementaux ont fait preuve d'une activité intense pour mobiliser tous les professionnels libéraux à l'aide de documents, d'argumentaires, de quadrillages téléphoniques, de multiples rencontres interprofessionnelles, sans omettre la réservation de trains au départ de toutes les régions de France. Il nous a fallu rencontrer les Renseignements généraux, organiser la bonne tenue du défilé avec le préfet de Police, fixer les lieux de rassemblements et de dispersion, prévoir un service d'ordre soutenu par des entreprises d'agents de sécurité protégeant la tête du cortège.

Les associations et syndicats de l'UNAPL ont tous participé à cette animation. Les professions de santé les plus menacées par les velléités gouvernementales ont mobilisé une masse importante de manifestants. Les syndicats médicaux de la CSMF présidée par Jacques Beaupère ont apporté un concours déterminant dans la réussite de cet extraordinaire élan en faveur de l'exercice libéral. Plus de 100 000 professionnels libéraux ont défilé depuis les Invalides jusqu'à la place du Palais-Royal, face au Conseil d'État. Nous attendions du monde, mais pas une telle affluence ! Ce très grand succès a fait reculer le nouveau pouvoir socialiste.

# CHAPITRE VIII

## 1982 : LE RÉVEIL DIFFICILE DU POUVOIR SOCIALISTE

### *1- Prise de conscience des réalités économiques et sociales après l'euphorie de mai 1981*

Aux affaires depuis un peu plus d'un an, le gouvernement Mauroy se trouve confronté aux réalités économiques. Jacques Delors, ministre de l'Économie et des Finances, sonne le signal d'alarme. Il fallait ne pas laisser sombrer le navire de l'État. Une politique de rigueur se met en place. Elle sera confirmée d'une manière plus drastique par Laurent Fabius qui, succédant à Pierre Mauroy, réagira pour stopper une inflation galopante qui entraînait la dévalorisation du Franc. Nicole Questiaux démissionne. Son gauchisme intransigeant ne lui permettant pas d'accepter cette « rigueur », elle est remplacée par Pierre Bérégovoy.

### *2- Les professions libérales sont prises en considération par François Mitterrand : Création de la Commission permanente des professions libérales auprès du Premier ministre*

Quelque temps après la grande manifestation, François Mitterrand reçoit une délégation de la toute jeune Union nationale des professions libérales (UNAPL) au sein de laquelle je représentais les chirurgiens-dentistes. Nous avons été reçus par le Président de la République dont le regard exerçait une emprise au moment même où il vous serrait la main et, pourquoi le cacher, nous étions un peu dans nos petits souliers. Cette rencontre a été marquée par un accueil sinon chaleureux du moins agréable. Ses premières paroles sont adressées à maître Alain Tynaire, président de l'UNAPL, lui rappelant que lui-même étant avocat, il était un professionnel libéral. Puis, prenant un ton lénifiant, il nous déclare que *« sans les professions libérales, la vie serait terne et insipide »*. Pour nous rassurer, alors que nous lui demandions que notre secteur d'activités soit mieux reconnu et écouté au sein des pôles de décision de l'État, il a nous a répondu que les avocats et les notaires dépendaient du ministère de la Justice, les professions du chiffre, du ministère des Finances, les professions de santé, de celui des Affaires sociales et de la Santé, les architectes, des Affaires culturelles, etc. Le mieux était de créer une Commission permanente des professions libérales auprès du Premier ministre réunissant les conseillers des ministères intéressés aux côtés des représentants des principales professions libérales adhérant à UNAPL. *« Je vais nommer prochainement un délégué interministériel auprès du Premier ministre »*. Il le fut dans les semaines suivantes, c'était le Pr Jean Luchaire. Les fondamentaux de l'exercice libéral étaient sauvés.

*3- Pierre Bérégovoy favorable à la sortie de l'opposabilité des traitements de l'orthopédie dento-faciale*

Nous aurons de meilleurs contacts avec Pierre Bérégovoy, homme courtois, qui nous a reçus en janvier 1983, rue de Grenelle, lieu habituellement réservé au ministère du Travail. Il nous a écoutés avec attention notamment en ce qui concernait l'orthopédie dento-faciale, spécialité dont l'exercice exclusif ne recevait pas la reconnaissance qu'elle méritait auprès des organismes sociaux. Ces traitements de longue haleine n'avaient pas été réévalués de manière significative dans la nomenclature des actes dentaires remboursés. Et par ailleurs, les orthodontistes exclusifs dont les tarifs des honoraires étaient restés opposables ne pouvaient pas appliquer des honoraires hors nomenclature. La CNSD avait entamé beaucoup de démarches auprès des ministres et des conseillers chargés de la Santé sous Giscard d'Estaing, sans succès. Les chirurgiens-dentistes *« ne faisaient pas pleurer »* l'ancien ministre des Finances devenu président de la République. La tache de l'évasion fiscale, malgré nos efforts de clarté, ternissait toujours l'image de notre profession.

Je me souviens encore de nos paroles : « *Monsieur le Ministre, il faut libérer le sourire des enfants ; il engage les relations humaines de toute une vie. Cette spécialité connaît des avancées considérables. Pour en tenir compte, la prise en charge de ses traitements doit être largement améliorée et les actes d'orthodontie sortis de l'opposabilité, car cette pratique s'inscrit aussi bien dans le domaine social que médical. L'image du Bien Vivre d'une Nation n'est pas reflétée seulement par son PNB, mais d'abord par les sourires de bien-être de ses habitants* »...

Pierre Bérégovoy a compulsé nos documents, nous posant quelques questions de bon sens en concluant : « *J'aviserai, gardons contact* ».

Il a répondu à notre attente par une lettre ministérielle en janvier 1983 exonérant de l'opposabilité les actes d'orthodontie, décision qui sera pleinement confirmée par Georgina Dufoix aux représentants des orthodontistes spécialistes exclusifs et de la CNSD en 1986. Lorsque la cause est juste, on finit toujours par arriver à la faire prévaloir. L'important est de ne jamais lâcher prise.

Nous avons tiré une morale de ces rencontres au sommet : les pouvoirs publics de toute sensibilité ne tiennent compte que de ce qui compte. Les professions libérales avaient démontré qu'elles étaient capables de se mobiliser. En outre, elles étaient, à l'encontre de l'intelligentsia politico-administrative, appréciées par la population.

# CHAPITRE IX

## LE CLIMAT DÉTESTABLE DES ANNÉES 1980

### *1- Instabilité politique et fragilité de l'exercice libéral*

Certes, le pacte social qui, depuis 1945, lie les professions libérales à la Nation n'était pas foncièrement obéré par le pouvoir socialiste, mais nous n'étions pas au bout de nos peines. Les professions libérales, en effet, n'étaient pas pleinement considérées à l'équivalence d'autres secteurs sociaux et économiques.

À nouveau le CNPS, l'UNAPL et la CNSD, en fer de lance, devront réagir en organisant plusieurs manifestations, notamment en ce qui concerne l'équité fiscale et les avantages financiers accordés par l'État aux cabinets mutualistes sans oublier des mesures de coercition concernant le volume des activités de santé : tout cela devenait intolérable.

Nous allions connaître une longue période de journées d'actions, de fermetures de cabinets et de manifestations dans les rues à Paris comme en province. La CNSD avait acquis une grande expertise en ce domaine. Mais, que c'était fatigant ! Et parfois irritant lorsque nos défilés étaient squattés par des coordinations extemporanées et sans lendemain aux objectifs simplistes qui dénaturaient les mandats mûrement réfléchis par les syndicats représentatifs organisateurs[5].

---

[5] Une coordination initiée par les pharmaciens avait pénétré un de nos défilés avec un corbillard tiré par des chevaux se rendant à l'enterrement des professions de santé. Leurs affidés portaient chacun une petite pancarte portant la mention *« Coordination Santé »*. Impossible de les faire partir ! Une autre fois, une coordination a jeté de la fluorécine dans la Seine au pont de Grenelle. Sans oublier la coordination de nos adversaires syndicaux qui vendait à son profit des grillons métalliques dont les cliquetis faisaient croire qu'ils étaient les plus nombreux. Ils en avaient même confié la vente à certains de nos adhérents comme le surnommé La Pomme qui ne manquait jamais de rechercher la journaliste Martine Allain-Regnault, une habituée de nos manifestations, pour passer à la télévision et donner un avis prônant l'œcuménisme syndical. Il faut de tout pour faire un monde et, tout compte fait, il nous amusait beaucoup, son syndicat départemental restant toujours attaché à la CNSD.

Dans le même temps, les chirurgiens-dentistes verront leur capacité professionnelle rudement attaquée par des lanceurs d'opinions qui s'en prennent aux actes prothétiques dont les tarifs d'honoraires paraissaient à leurs yeux abusifs. La CNSD devra faire front à une campagne orchestrée en faveur de la scission de l'acte prothétique. En outre, en 1984, une flambée d'exercice illégal sans précédent par de prétendus *« denturologues »* se manifeste à grand bruit dans toute la France.

*2- Alternance et brouillards politiques.*

Au cours de cette décennie 1980, nous aurons à côtoyer six Premiers ministres, dont Pierre Mauroy, Laurent Fabius, Jacques Chirac, à la suite d'élections législatives favorables au RPR, puis, deux ans plus tard après la seconde élection de François Mitterrand, les socialistes reprendront les rênes du pouvoir avec Michel Rocard, Édith Cresson et enfin Pierre Bérégovoy. À chaque fois, il faudra à la CNSD remettre son ouvrage sur le métier, face aux changements de membres des cabinets ministériels pas toujours au fait de l'exercice médical de l'odontologie. Ils ignoraient même parfois que des textes législatifs et réglementaires spécifiques, comme le Code de la Santé et les Codes de déontologie, régissaient notre discipline. Cette indifférence se manifestait au sein de cabinets dont la durée indéterminée de leurs fonctions les rendait capables, pour exister, d'envisager des mesures d'un « grand n'importe quoi ». Nous avions à faire en matière de santé à des ministres de passage, notamment Edmond Hervé, Georgina Dufoix, Michèle Barzach et Claude Evin qui fut sans aucun doute le plus compréhensif. Il ne faut pas oublier non plus les dialogues de sourds avec les hauts fonctionnaires du ministère des Finances dont la présence était stable et qui conseillaient en maître Pierre Bérégovoy. Ils étaient fermés comme des huîtres négligeant les évolutions économiques et fiscales des professions libérales. Édouard Balladur, ministre des Finances, en 1986, au cours des deux années de la première cohabitation, nous a reçus, écoutés poliment, mais sans conviction. Le président Beaupère lui a fait remarquer que l'iniquité entretenait l'évasion fiscale, mais Balladur avait l'esprit ailleurs. En 1987, la campagne électorale pour l'élection à la présidence de la

République prévue en mai 1988 battait son plein. Elle allait opposer Chirac à Mitterrand.

Nos revendications fiscales étaient éludées. Nous avons traversé une période de temps instable au cours de laquelle le CNPS et l'UNAPL n'avaient pour se faire entendre que de prendre à témoin l'opinion publique. Mais, il faut le dire, sans grands résultats !

### *3- Les chirurgiens-dentistes, boucs émissaires d'une société en désarroi*

C'est dans ce climat instable que des attaques violentes se sont développées contre les tarifs d'honoraires hors nomenclature des chirurgiens-dentistes. Des campagnes d'opinion sont lancées pour exiger la scission de l'acte prothétique, obligeant à mettre en relief les coûts de fabrications artisanales de laboratoires sur les feuilles de remboursement des soins dentaires.

La profession dentaire aura du mal à se faire entendre aussi bien par les pouvoirs publics que par une presse à sensation. L'arrivée au pouvoir de Mitterrand avait libéré les antennes des médias. Nous assistions à la naissance de la presse spectacle et des Talk-shows qui biaisaient la réalité pour privilégier le risible et le sensationnel. Et en l'occurrence les chirurgiens-dentistes étaient accusés d'acheter des prothèses pour les revendre jusqu'à 7 fois leur prix de fabrication. Nous n'en étions pas encore aux procès médiatiques, mais on s'en approchait.

### *4- Les professions libérales restent une catégorie sociale privilégiée et rétrograde aux yeux d'une intelligentsia administrative méprisante*

Si, à partir de 1983, nous avions sauvé ses fondamentaux, l'exercice libéral était toujours très mal considéré. Ce secteur essentiel à la vie sociale a été par exemple oublié après la guerre lors de la création du Conseil économique et social qui était pourtant destiné à entendre les expressions de la société civile. Cet ostracisme était sans doute suscité par l'opprobre tenace jeté sur les ordres corporatifs du régime de Vichy. Il faudra beaucoup de palabres pour que la jeune UNAPL y obtienne trois sièges représentant la Santé, le Droit et les Techniques. Les professionnels libéraux étaient en effet considérés par beaucoup de maîtres à penser de la gauche comme une classe sociale privilégiée.

Dans ces années 80, les leaders politiques étaient en constante campagne électorale, soit pour les législatives, soit pour la présidentielle. Ils étaient par ailleurs préoccupés par les évènements extérieurs, troublant l'équilibre du monde. L'exercice libéral et a fortiori l'odontologie étaient ignorés. La Russie soviétique était en voie de désagrégation libérant les peuples de l'Europe centrale qu'elle avait asservis à sa cause. L'Allemagne était en voie de réunification. L'Europe sera bientôt face à de nouvelles demandes d'adhésions et le Moyen-Orient face à la guerre au Koweït.

Ayant pris la fonction de secrétaire général de l'UNAPL, j'ai rencontré Pierre Bérégovoy, Premier ministre, à quelques mois de son départ. Il m'a expliqué avec amertume que l'Allemagne avait dû absorber des crédits à taux d'intérêt élevés pour sa réunification au détriment de l'équilibre monétaire de l'Europe, et par conséquent, du franc. Il m'était difficile dans ces conditions de lui parler de nos préoccupations et la haute administration, plus stable que les cabinets ministériels, influençait le pouvoir.

### *5- Une satisfaction : la signature d'une Convention nationale pour cinq ans par un tour de passe-passe. Naissance du pluri-syndicalisme dentaire : la FSDL est reconnue représentative*

En 1986, malgré la lourde atmosphère politique, Jacques Monnot avait établi des liens de confiance avec Maurice Derlin de Force ouvrière (FO) qui présidait la Caisse nationale de l'assurance maladie. Le CNPS s'était engagé à recommander aux salariés des professions de Santé de voter pour cette centrale ouvrière réformiste au cours d'un scrutin social. Une nouvelle convention dentaire a ainsi pu être signée pour cinq ans évitant notamment la scission des actes prothétiques tant réclamée par les associations de consommateurs agitées par quelques pétroleurs de l'aile gauche du Parti socialiste et de l'UNPPD (Union nationale patronale des prothésistes dentaires) qui voulait dénoncer les praticiens écrasant les prix des fabrications des productions de laboratoires. Malheureusement, cette convention nationale a été annulée par le Conseil d'État sur requête de la FSDL (Fédération des syndicats dentaires libéraux) issue de l'absorption par la Fédération des chirurgiens-dentistes de France de la FOFTA (Fédération odontologique de France et des territoires associés). La FOFTA ne donnait pas l'impression d'être structurée. Elle rassemblait peu d'adhérents, mais avait été reconnue partenaire sociale après la Libération pour avoir été créée, selon certains dires, par des chirurgiens-dentistes pouvant se targuer d'avoir eu un rôle important dans la Résistance. Les buts de ce syndicat n'étaient connus que par des rumeurs invérifiables soutenant la création de cabinets dentaires locatifs prêts à l'emploi à des fins sociales, mais en multipliant les actes donnant lieu à remboursements. En réalité, son influence sociale et politique était confidentielle. Mais, la FOFTA sera reconnue représentative par une décision du Conseil d'État à l'encontre du ministère de la Santé qui ne l'avait pas acceptée au prétexte du manque d'antériorité.

Désormais, avec la présence de l'UJCD-UD (nouvelle dénomination de l'UJCD par adjonction d'Union dentaire et de la mention syndicale statutaire), notre profession fera l'expérience du plurisyndicalisme entraînant des querelles interprofessionnelles qui perdurent encore de nos jours.

Quelques mois après son annulation, la convention nationale sera appliquée de manière transitoire protégeant l'intégralité de son contenu. On mesure combien il aurait pu être dangereux de briser une convention qui protégeait l'acte médical prothétique alors qu'une partie agissante de l'opinion publique contestait notre exercice professionnel. Entre ces différents syndicats, il sera difficile de proposer des débats d'idées en toute confraternité tant l'esprit d'invective prend le pas sur celui de la tolérance réciproque. Mais, nous vivons dans un état démocratique. Dont acte !

Tout en respectant le choix de nos confrères qui voyaient dans le mouvement des jeunes, le moyen d'acquérir une reconnaissance sociale au sein du monde politique, nous avons été de ceux qui estimaient que l'UJCD, canal historique, était favorable à l'unité de la profession et ne cherchait pas à diviser. Cette union dans son ensemble voulait donner à notre profession une formation universitaire et la voir se développer à l'aide d'un syndicalisme puissant au sein de toutes les forces libérales.

*6- Dans le dernier tiers des années 80, la scission de l'acte médical prothétique fait l'objet d'une virulente campagne de dénigrement des chirurgiens-dentistes*

Des émissions de télévision mises en scène par Michel Polac (*Droit de Réponse*) ou par Christophe Dechavane (*Ciel mon Mardi !*) avaient pris pour thème le prix des prothèses dentaires. L'UNPPD avait cru bon de saisir l'opportunité de la mise en cause des tarifs de prothèses dentaires. Présidée à l'époque par Pichard[6], elle tenait le beau rôle en se répandant dans tous les médias. Le bureau de la CNSD avait décidé de ne pas participer à ces joutes verbales dignes des pancraces des baraques de foire où l'arbitre, pour soutenir son champion, n'hésite pas à porter lui-même, sournoisement, des coups. La scission de l'acte prothétique n'était pas une mince affaire. Ses protagonistes voulaient altérer l'image de notre profession.

Nous pensions avoir réussi à surfer sur la vague socialisante de 1981, mais nous n'avions pas mesuré le danger d'attaques violentes écornant notre capacité professionnelle. Les associations de consommateurs et l'UNPPD voulaient que le coût des prestations des fabrications artisanales soit inscrit sur les feuilles

---

[6] Quelques années plus tard, secrétaire général de l'UNAPL, j'ai rencontré Pichard dans une réunion de professions indépendantes au ministère du Travail. Il s'agissait de ces concertations avant décision gouvernementale qui laissaient entendre que les intéressés avaient été consultés. À la sortie de la réunion, je m'approche de Pichard et lui dis : *« Alors, M. Pichard, la guerre est finie ! On a retrouvé notre sang-froid ! »* Et il me répond : *« Je suis content que vous me parliez, comme ça. Serrons-nous la main. »* Le temps adoucit les choses, mais il avait quand même fait condamner la CNSD à une amende faramineuse en ayant porté plainte devant la commission de la concurrence et de la consommation au motif d'une possible mise à l'index des prothésistes. Il s'était servi d'une circulaire ambiguë d'une commission confédérale relative à l'exercice illégal. Les professions libérales n'étaient pas jugées de manière équitable. Les pharmaciens en avaient pris pour leur grade de la même façon sur des motifs totalement insignifiants. On a tous subi l'atmosphère de l'époque : il fallait amoindrir financièrement les syndicats les plus importants des professions libérales.

de sécurité sociale d'honoraires des praticiens. C'était une manière très simpliste de mettre au pilori la pratique dentaire pour en diminuer la valeur.

La CNSD n'avait jamais réussi à établir des concertations positives avec l'UNPPD. Les deux organisations auraient dû entamer des négociations bénéfiques plutôt que de se complaire dans des diatribes sans merci. En l'occurrence, quel intérêt avait l'UNPPD à dénigrer à ce point la clientèle de ses adhérents ? Engager des négociations pour établir une meilleure approche des évolutions, améliorer les rapports de travail entre les deux professions par des accords négociés aurait été bénéfique face à une concurrence d'officines à bas coûts. Pourtant, la majorité des patrons de laboratoire travaillaient aux côtés de leurs clients praticiens en toute confiance.

Mais, les relations restaient encore marquées par l'empreinte d'un passé encore suffisamment proche pour être mal digéré. La CNSD se méfiait depuis sa naissance en 1935, de l'exercice illégal, refusant le terme de « prothésiste » pour ne conserver que celui de « technicien de laboratoire ». L'UNPPD exprimait haut et fort, voire de manière haineuse le ressenti latent d'un manque de considération de la part des chirurgiens-dentistes. C'est ainsi que des pesanteurs sociologiques aveuglent les esprits au détriment des évolutions intelligentes.

### *7- Claude Évin, dernier ministre des Affaires sociales du septennat de Mitterrand, évacue la scission de l'acte prothétique*

Il était difficile de faire comprendre aux lanceurs d'opinions que la fixation d'honoraires médicaux ne dépend pas seulement du seul coût d'une fabrication artisanale, mais de beaucoup plus de critères comme le temps d'exécution, l'équation personnelle du praticien et de ses collaborateurs qualifiés auxquels il fait appel et essayer de satisfaire les exigences des patients.

L'opinion publique était également agitée par des hiérarques socialistes déçus de la gauche pure et dure. Un des principaux reproches que l'on faisait aux chirurgiens-dentistes était de renâcler à établir des devis *pour mieux frauder* (sic), mais il n'y avait pas que les milieux politiques qui s'agitaient. Des hebdomadaires, comme *Le Point* ou l'*Express*, *le Nouvel Observateur* ou *Que Choisir*, prenaient parti contre les dentistes d'une manière très partiale. Heureusement à la fin des années 1980, nous avons évité in extremis qu'une mesure législative instaure cette scission grâce à Claude Evin. Nous lui avions fait comprendre que cela ne tenait pas la route. J'avais pu m'entretenir avec lui calmement et nouer une relation confiante. Je lui ai rappelé qu'il fallait s'en tenir à la modification du Code de la Santé du 30 juin 1972 relative à la capacité professionnelle reconnue pleine et entière des chirurgiens-dentistes. Cette modification avait entraîné celle de l'acte médical dentaire. Jacques Charon, alors secrétaire général de la CNSD qui participait à cette rédaction, avait fait écrire : *« L'acte dentaire, notamment prothétique... »*

Il avait vu clair, et on s'en félicitera pour faire condamner les illégaux denturologues autoproclamés. Sans ce merveilleux et inestimable *« notamment prothétique »*, nous n'aurions pas eu une définition claire à opposer.

Les services administratifs juridiques du pouvoir n'avaient pas vraiment retenu cette modification, allant même jusqu'à l'ignorer. En revanche, les commissions de travail confédérales rappelaient que la scission de l'acte prothétique présentait le risque d'ouvrir la boîte de Pandore. Faudrait-il modifier le Code de la Santé et y inscrire le partage de la capacité professionnelle des praticiens médicaux et par exemple, que les chirurgiens orthopédiques fassent état sur leurs notes d'honoraires du prix des éléments prothétiques fabriqués nécessaires à leurs interventions ? Partager la responsabilité civile du praticien et, par corollaire, le choix des procédés techniques et technologiques mis en jeu ? De toute manière, nous avions signalé qu'en cas de vote de la mesure par le Parlement, nous la mettrions en cause devant les hautes instances constitutionnelles. Exit donc la scission de l'acte prothétique ! Mais qu'on ne se trompe pas, elle reste toujours en sommeil !

*8- En même temps, les « denturologues » agitent l'opinion pour obtenir la création d'un exercice non réglementé pour poser des « dentiers » !*

Endiguer l'énorme vague d'exercice illégal des « denturologues » allait préoccuper la profession pendant plusieurs années. Brutalement en 1984 et à grand bruit, notre profession prend connaissance que des denturologues s'installent dans toute la France. Ils ne possèdent aucun diplôme médical, mais sont issus de laboratoires dentaires. Ils sont même parfois de simples quidams qui, par opportunisme, se lancent dans la fabrication et la pose de prothèses dentaires mobiles, « directement du producteur au consommateur » tout en affichant des tarifs hors de toute concurrence. *« La voilà qu'elle est bonne l'idée ! »* Cette pratique rencontrait des sympathies au sein de la sphère politique de gauche de l'après 1981 et répondait au slogan de mai 1968 *« il est interdit d'interdire ».* Il séduisait une clientèle particulièrement opposée à la *« richesse des dentistes ».* Les beaux esprits de gauche mais aussi du centre droit avec les associations de consommateurs soutenaient ces initiatives. C'était du social !

Nous participions, Jacques Monnot et moi, au congrès de la FDI à Helsinki lorsque notre siège à Paris nous a fait parvenir des exemplaires d'hebdomadaires où, en pleine page, on mettait en exergue notamment que cette spécialité existait au Canada. Je venais d'être élu président de la commission de la Communication de la FDI et Jacques Monnot me dit *« Prends l'avion et va voir ce qui se passe ; ça ne sent pas bon. »*

En effet, il fallait réagir vite et fort. En tant que secrétaire général de la CNSD, j'ai dû animer cette nouvelle bagarre qui dura plusieurs années. La CNSD avec ses syndicats adhérents, en pleine connivence avec l'Ordre national et les ordres départementaux traduira en justice ces illégaux. Plus de 100 procès seront intentés. Beaucoup de patience sera nécessaire pour des procédures très lentes en première instance, puis en appel. Nous avons centralisé les procédures engagées en France en nous assurant les services d'une avocate, Annie Le Masson, dont le cabinet a travaillé pratiquement à plein temps sur ces recours. Il ne fallait pas se décourager. En première instance, certains substituts de Procureur demandaient de débouter la CNSD en oubliant les lois et les codes qui régissent la Santé. À plusieurs reprises, ces magistrats représentants de l'État ainsi que les juges de première instance considéraient que les prothèses dentaires étaient trop chères. Un jugement de la Région Centre affirmait que *« poser un dentier n'était pas plus compliqué que d'installer une perruque ou de compenser dans une veste la bosse d'un bossu »*. C'était insupportable, mais nous avons toujours gagné en appel grâce à l'application du Code de la Santé et à celle de l'acte dentaire *« notamment prothétique »*.

Mais, les durées des procédures étaient très longues. À titre d'exemple, nous avions obtenu avec Robert Solé, président du syndicat des Bouches-du-Rhône, une audience auprès du juge d'instruction chargé d'instruire notre plainte contre le plus vindicatif illégal qui sévissait à Marseille. Après avoir fait part de notre déception que la justice tarde à inscrire notre plainte au rôle, ce juge plein de faconde nous a répondu : *« Vous savez, vous qui êtes dans la médecine, qu'il y a l'extrême urgence, l'urgence, la petite urgence et les bobos. Vous êtes à ce stade. »*

En lisant le compte rendu de notre déposition, tapé par le greffier, je constate intérieurement qu'il était dyslexique. Je fais humblement remarquer que le texte n'était pas toujours très clair. Le juge nous dit : *« Le sens y est. Je n'emploie pas Chateaubriand, je vais voir ce que je peux faire ! »* Le regard qui m'a été jeté m'a fait comprendre que j'aurais mieux fait de me taire. Cette affaire sera inscrite au rôle assez rapidement, mais trop tard et ne donnera qu'une satisfaction légère, la flambée était en train de s'éteindre en laissant, malgré tout, quelques braises fumantes.

Ne pas réagir fermement face à la prolifération de cet incendie de l'exercice illégal aurait pu aboutir à une situation de fait impossible à dominer. En médecine, on a laissé se développer des pratiques de psychologie et autres médecines douces, la plupart sans formation. Bien que certaines pratiques aient désormais le mérite d'être mieux encadrées pour assurer la sécurité médicale des malades en étant assorties de responsabilité civile, il est difficile de discerner les charlatans.

La « denturologie » qui existe dans d'autres pays comme le Canada est devenue obsolète en raison de l'évolution scientifique médicale, et notamment de l'implantologie.

Mais, à l'époque, nous avions en face de nous des individus déterminés, dirigés par un Marseillais qui avait même créé une radio libre. Il aura fallu plusieurs années pour étouffer relativement cette incongruité à une époque où sévissait la pandémie mortifère du Sida.

Mais cependant, ces incompréhensions à l'égard de notre exercice professionnel constituaient des avertissements à ne pas négliger pour en rechercher les causes. Pour être dignes de notre capacité professionnelle, pleine et entière, et de notre responsabilité civile qui constituent la précellence de l'exercice libéral, nous avons eu raison de refuser de la laisser être bouffonnée.

# Chapitre X

# La fin d'un cycle : l'arrivée d'une nouvelle génération

## *1- Le principe de Peter*

Selon le principe de Peter, si on occupe trop longtemps le même poste de direction au sein d'un même organisme, on atteint son seuil d'incompétence.

Chaque nouvelle génération porte en elle sa vision du monde. Avec Jacques Monnot, nous allions dépasser, après notre réélection au congrès de Nice en 1990, le cap de 10 années à la présidence et au secrétariat général de la CNSD. Nous nous étions mis au service de notre profession en 1978 en conduisant la CNSD avec courage et convictions. Nous n'avons jamais craint d'aller à contre-courant de l'opinion professionnelle, notamment dans le domaine fiscal dès lors que cela nous apparaissait indispensable à l'intérêt de notre profession et parallèlement à l'intérêt général. Toujours, nous l'avons fait en essayant de convaincre plutôt que d'imposer nos vues afin d'obtenir le plus large consensus au sein de nos instances. Nous avons toujours appliqué les directives votées démocratiquement par nos instances à l'exemple d'Édouard Rand et de Jean Jardiné. Préparer nos jeunes confrères à l'action syndicale a été un de nos principaux buts, au moyen des séminaires de Saulon-la-Rue et des forums étudiants.

Souvent, il nous a été difficile de prendre des voies innovantes, tout en préservant les fondamentaux de l'exercice libéral, mais en heurtant des habitudes acquises de longue date qui ne correspondaient plus aux mutations politiques, économiques et sociales. L'odontologie étant devenue une discipline médicale majeure, la principale difficulté que nous avons rencontrée a été d'engager notre profession dans la voie de la clarté fiscale. Tous les gouvernements auxquels nous avons fait face nous rappelaient que la fraude était un délit contraire au respect de l'éthique des pratiques médicales et au serment d'Hippocrate.

Nous étions Jacques Monnot et moi issus de Franche-Comté. Jacques était originaire du Doubs et moi, du Jura, et tous les deux, nous avons milité à l'UJCD, canal historique, puis nous sommes devenus présidents des syndicats confédérés du Doubs et de la Côte-d'Or. Notre complicité résultait de tempéraments complémentaires. Depuis 1965, date de notre rencontre au sein de l'UJCD de notre région, nous avons milité ensemble avec *« imagination et rigueur »* en étant viscéralement attachés à l'exercice libéral. Constamment réélus au bureau de la CNSD avec des majorités proches de 80 %, il nous est arrivé d'avoir des divergences parfois très fortes, tout en sachant les apaiser et sans jamais les laisser paraître. Notre duo était souvent discuté sans pour autant vraiment nous atteindre. Mais, peu importe les mérites ou les failles de leurs dirigeants, les entreprises humaines conduisent à des renouvellements.

*2- Première désillusion au congrès de Strasbourg.*
*Philippe Dupuis injustement désavoué*

À Strasbourg en 1984, nous avons été indirectement secoués par une salle plénière de 250 congressistes agités par quelques confrères sans doute étrillés par des contrôles fiscaux et soutenus par quelques velléités d'ambitions personnelles. Cette séance plénière a donné lieu à une catharsis inépuisable de colère libérant les passions en sacrifiant un bouc émissaire en l'occurrence, Philippe Dupuis, premier vice-président responsable des affaires sociales. Il était considéré par quelques confrères qui n'avaient jamais accepté sa tutelle comme le promoteur de la politique de clarté fiscale et faisait l'objet de rancunes tenaces. Les réformes fiscales initiées par Giscard d'Estaing et concrétisées par les AGA en 1976 n'avaient pas fait complètement perdre les habitudes de dissimulation des revenus. Des contrôles fiscaux de plus en plus orchestrés et de plus en plus nombreux entraînaient des redressements d'impôts considérables. Nous avons constaté à Strasbourg, au cours d'un congrès merveilleusement organisé par Lucien Zana et Jean Jardiné, que quelques participants pouvaient exercer une attraction mimétique au moyen de ragots et emmener avec eux des confrères jusque-là sensés se mêler à une foule irrépressible. Philippe Dupuis a été même accusé d'avoir donné des listes noires au ministère des Finances ! Ayant été chargé de la réforme des statuts confédéraux, je n'avais pas envisagé qu'un congrès, à la fois sérieux et festif, puisse donner lieu à de tels comportements irrationnels provoqués par des rumeurs sans fondement dans un milieu confraternel. Le congrès de Strasbourg a préféré élire Christian Plotton à la vice-présidence chargée de la fiscalité. La CNSD avait perdu en Philippe Dupuis un responsable compétent.

En revanche, le congrès de Biarritz, en 1997, a été splendide et de grande qualité syndicale. Il est vrai que nous avions, en 1985, fêté les 50 ans de la CNSD au cours d'un week-end chaleureux, plein de ferveur amicale. Les 100 syndicats départementaux étaient représentés et nous avions organisé une soirée festive animée par des confrères remplis de talents comme Pierre Albarazin, Manon Bestaux et Luc Lecerf. C'est à mon sens la période de nos mandatures où la Confédération a été la plus éclatante avec ses 15 000 syndiqués.

### *3- Au congrès de Nice, l'usure du pouvoir, prémices d'un syndicalisme d'affrontements ?*

En 1990, Jacques Monot et moi-même avons abordé le congrès de Nice en ressentant des agitations contestataires. Bien que nous ayons par de multiples actions évité le pire au cours d'une décennie pleine d'embûches, des mouvements d'humeur reflétaient l'usure inhérente à notre continuité de pouvoir. C'était assez ressenti au sein de la commission des affaires économiques. Par ailleurs, nous sentions une grogne. Les différents gouvernements d'alternance que nous avions eu à affronter ne portaient pas d'attention aux professions libérales, contrairement aux secteurs commerciaux et artisanaux. Les technostructures qui assuraient la continuité de l'État au sein des instances politiques considéraient les professionnels libéraux comme des nantis. Certains de nos adhérents voulaient en découdre estimant que nous devions envisager des actions encore plus dures et, au sein des instances confédérales, la troisième commission – celle des affaires économiques – exprimait cette insatisfaction.

En fin de matinée, après les débats houleux qui faisaient suite au rapport d'activités du bureau présenté par Jacques Monnot, la salle ne vota pas le quitus. Nous n'avions pas en face de nous une contestation organisée, mais un concentré de dissonances verbales hétéroclites sous-tendues par des ambitions personnelles voulant faire un tour de chauffe. Vouloir changer de politique syndicale et de dirigeants, pourquoi pas ? Mais, à condition qu'un programme politique soit au préalable clairement énoncé et qu'une équipe se considère prête à prendre le relais. Ce n'était pas le cas. Il s'agissait d'une vague contestataire protéiforme assortie d'attaques *ad nominem* inacceptables dans un milieu confraternel. Brutalement, j'ai présagé que les affrontements dans tous les domaines d'activités de la vie publique seront en passe de supplanter les dialogues pourtant si nécessaires à la cohérence des projets politiques et syndicaux. Ce vote de défiance a été le premier de ceux que l'on a connus par la suite dans beaucoup d'activités de notre société. À Nice, il n'existait ni leader ayant affirmé officiellement sa candidature, ni équipe prête à prendre la succession. Jacques Monnot, Amédée Corre et moi-même avons déclaré que nous n'étions plus candidats. Les congressistes se sont trouvés sidérés par ce vote négatif. On avait voulu nous donner une leçon, mais sans doute pas voulu aller aussi loin.

Au début d'après-midi, après avoir reçu une délégation de confrères décontenancés, Jacques Monnot a proposé de reposer sa candidature et de maintenir l'équipe dirigeante qu'il souhaitait voir élue autour de lui, en conservant Christian Plotton à la première vice-présidence, mais à condition que le vote dégage un large consensus syndical sans modifier sa profession de foi. Nous avons retrouvé une majorité très large et constaté qu'en réalité, le nombre des vrais contestataires déterminés était très réduit. Cependant, la grogne de Nice nous a confirmé qu'il fallait envisager de prendre du champ au prochain congrès.

*4- Le décès de Christian Plotton précipite la préparation du renouvellement de l'équipe confédérale*

En 1991, Christian Plotton a brutalement perdu la vie au cours d'une entrevue au siège de la FNSEA (Fédération nationale des syndicats d'exploitants agricoles). Jacques Monnot, devant ce drame, décide de préparer une succession pouvant se réaliser sans heurt clivant préservant la plus large unité au sein de la CNSD. Il annonce qu'il ne se représentera pas à la présidence en 1993 au congrès de la Baule. Il propose que Jacques Reignault devienne secrétaire général et que je le remplace à la vice-présidence afin qu'il se prépare à prendre sa succession en s'entourant d'une équipe de consœurs et de confrères responsables. Pour ma part, je remplacerai Plotton qui représentait la CNSD à l'UNAPL avec la mission d'en devenir secrétaire général. J'avais déjà été vice-président de cette association juste après sa création.

# Épilogue

### *1- La fin de mes mandats exécutifs confédéraux dans la joie de la commémoration du centenaire du diplôme de chirurgien-dentiste en 1992*

La célébration du centenaire du diplôme de chirurgien-dentiste s'est déroulée dans le cadre du Grand amphithéâtre de La Sorbonne. Elle a rendu éclatante la réalisation d'un rêve, celui d'une profession médicale sûre d'elle-même. Ceux qui ont eu la chance d'assister à cette cérémonie gardent le souvenir du discours d'André Besombes, président fondateur de notre Académie nationale, en présence du ministre de la Culture, Jack Lang. Tous les corps constitués de notre profession étaient représentés : ordre, académie, ADF et les universitaires en tenue d'apparat de leur fonction.

Je fus chargé d'être le commissaire de l'exposition historique *Des Dents et des Hommes* destinée à illustrer l'évolution d'une pratique très ancienne destinée à vaincre la douleur, pallier les injures du temps et permettre aux humains de se nourrir, de sourire. Cette exposition au couvent des Cordeliers (Paris VI$^{e}$) mettait en évidence la longue histoire à la fois touchante et pittoresque de l'Art dentaire en faveur de l'humanité souffrante. Elle a demandé un an de préparation et des dizaines de réunions pour la concevoir, et la mettre en forme. Ouverte au public pendant deux mois, elle attira plus de 5 000 visiteurs sans la puissance d'informations des réseaux sociaux.

Elle a été réalisée grâce au concours d'une équipe d'historiens de l'Art dentaire d'une impressionnante érudition, Pierre et Armelle Baron, Pierre Vidal et de l'architecte Guinamard, sous l'égide bienveillante, et attentive de l'Ordre national présidé par Eugène Saint-Eve, et de l'Académie nationale de chirurgie dentaire.

Rien que pour avoir connu ces moments inoubliables, une vie professionnelle vaut d'être vécue. Ils démontrent qu'une tenace communauté d'esprit peut venir à bout de l'impossible lorsqu'il s'agit de défendre le Juste contre l'Arbitraire.

Et pour ma part, je conserverai toujours le souvenir de l'émotion qui a été la mienne lorsqu'André Besombes me serra longuement dans ses bras au sortir de sa visite de notre exposition. Sans un mot. Tout était dit.

*2- Congrès de la Baule en 1992*

C'est à l'occasion de ce congrès que Jacques Monnot et moi-même avons été respectivement élus président et secrétaire général d'honneur. Nous serons ensuite chargés de hautes fonctions exécutives à la FDI et à l'UNAPL. Ainsi, Jacques Monnot deviendra président de la FDI (Fédération dentaire internationale) tandis que j'acceptais la charge de secrétaire général de l'UNAPL pour contribuer à en faire une centrale syndicale, efficace et représentative. Ce fut une lourde mission que j'ai assumée avec enthousiasme pendant 10 ans. Mes acquis d'expériences et les conseils de Jacques Monnot, dans ce milieu composite des organismes représentatifs, syndicaux et associatifs des professions libérales, m'ont été d'une grande utilité dans ce milieu composite, très diversifié, mais possédant en commun des préoccupations majeures. M'étant volontairement chargé des questions fiscales, j'aurai la satisfaction de parvenir à libérer totalement l'exercice libéral de contraintes d'impositions exagérées tant dans les domaines des exercices individuels qu'en groupe ou en société. Je conserverai notre volonté d'obtenir l'équité fiscale[7].

[7] J'aurai l'opportunité d'obtenir de mettre un terme à une inégalité fiscale en faisant lever les barres fiscales limitant les avantages fiscaux pour des hauts revenus. Cela faisait des années que l'on réclamait cette suppression par de multiples motions à chaque assemblée générale, par des jours de fermeture, par des manifestations publiques sans résultat. Les associations agréées avaient été créées par la puissance fiscale en 1976. La CNSD, puis l'UNAPL en avaient accepté le principe, mais les fonctionnaires de Bercy ne voulaient rien savoir, considérant que l'évasion fiscale était résiduelle au sein des professionnels libéraux, bien que membres des AGA. Je me souviens avoir rencontré Nicolas Sarkozy, alors ministre du Budget du gouvernement de Jacques Chirac, Premier ministre de François Mitterrand. Il nous a répondu vertement qu'il connaissait les mauvaises habitudes des professionnels libéraux. Cette discrimination fiscale a pris fin d'une façon à la fois étonnante et très rapide. Maître Jaqueline Socquet-Clerc Lafont, avocate, était vice-présidente déléguée de l'UNAPL.

Belle-sœur de Jean Arthuis, ministre de l'Économie et des Finances du deuxième gouvernement Juppé, elle nous avait invités, mon épouse et moi-même, au réveillon de la nouvelle année 1997 en Sologne. Jean Arthuis faisait évidemment partie des invités proches. Maître Socquet-Clerc Lafont me prend à part et me dit : *« Faites un vœu au ministre »*. Je souhaite alors une excellente année à M. le Ministre et lui dit que j'aimerais qu'il exauce le vœu des professions libérales de supprimer les barres d'AGA et de favoriser les amortissements dégressifs de manière à pouvoir plus rapidement amortir les investissements d'équipements à renouveler rapidement. J'ai eu droit à un léger sourire en guise de réponse. Puis, brutalement, intervient la dissolution de l'Assemblée nationale par Jacques Chirac pour mettre un terme aux affrontements internes de sa majorité, le duo Balladur-Sarkozy devenant ingérable. Trois semaines avant le premier tour de l'élection destinée à élire une nouvelle Assemblée nationale, je reçois un coup de fil du cabinet de Jean Arthuis me demandant d'envoyer par lettre sous quinzaine nos revendications fiscales et de préciser pour chaque profession quels étaient les matériels à amortir rapidement. Pas facile ! Les architectes, les professions du bâtiment, les avocats, les médecins spécialistes de secteur 2 ont répondu à mon attente. La troisième commission, celle des affaires économiques, de la CNSD n'avait rien de prêt en ce domaine et c'est le directeur du Comident (Association professionnelle représentant les TPE, PME et ETI spécialisées dans la fabrication, et la distribution de produits dentaires) qui a fourni la liste demandée par le cabinet du ministre. Jean Arthuis, par une lettre ministérielle, a supprimé les barres d'AGA et instauré la possibilité d'amortissements dégressifs. Il savait qu'il perdrait sa fonction de toute manière après les élections législatives. C'est un expert-comptable qui n'était pas favorable aux associations agréées comme beaucoup de ses confrères, mais il avait compris qu'on ne pouvait pas entretenir une mesure globale frappant toute une catégorie sociale, mais qu'il fallait établir une situation fiscale qui offre à tous les contribuables de même catégorie de bénéficier des mêmes droits, mais aussi d'assumer des devoirs de citoyens en respectant les règlements pour ne pas subir de sanctions pénales. En une quinzaine de jours, nous avons résolu un problème qui avait préoccupé les professions libérales et leurs associations agréées depuis 1976… C'est en se saisissant d'opportunités que l'on résout souvent des difficultés. Il faut savoir s'adresser au sommet pour éviter que les rouages intermédiaires arcboutés sur des textes obsolètes dressent des barrières. Il faut établir des relations personnelles franches respectant la parole donnée. Bientôt, après la constitution d'un dossier argumenté et charpenté avec l'aide de notre conseiller fiscal, Fabrice de Longevialle, et d'un vice-président de l'UNAPL, Étienne Lampert, nous obtiendrons la suppression de la taxe professionnelle qui était appliquée spécifiquement aux professions libérales les libérant ainsi de charges fiscales inappropriées, et mettant fin à des revendications exprimées durant des années. C'était une époque où il fallait savoir obstinément avancer pas à pas dans la durée sans jamais perdre, les objectifs à atteindre. Aujourd'hui, on vit dans l'immédiat, mais pour quels objectifs ?

Il m'importa également de donner une dynamique à la structuration de cet organisme relativement récent pour qu'il soit respecté, non seulement par les pouvoirs publics, mais aussi par le patronat français. Le CNPF (aujourd'hui le MEDEF) dominateur voulait placer sous son aile toutes les entreprises entrepreneuriales notamment en ce qui concernait la formation continue des professionnels et de leurs salariés. Il était essentiel de faire reconnaître la spécificité d'un secteur bien différent de ceux du commerce, de l'artisanat, de l'industrie et de l'agriculture, celui des services qui satisfont les besoins essentiels de la population. Il aura fallu du temps, mais j'étais persuadé que le secteur libéral serait définitivement reconnu avec moins de préjugés par les Pouvoirs publics.

Les questions sociales connaissaient des évolutions de plus en plus prégnantes. Gérard Goupil et Marie-Françoise Gondard-Argenti apporteront leurs compétences pour développer dans ce domaine leurs apports dynamiques et leur vision humaine des rapports sociaux paritaires contractuels. C'est par grands groupes d'activités que les pouvoirs publics vont désormais gérer les différents secteurs de l'économie nationale. Les chirurgiens-dentistes et par conséquent la CNSD doivent y en prendre toute sa part. Nous avions à démontrer que le secteur libéral était un des principaux créateurs d'emplois dans des domaines si particuliers, exigeant de respecter une déontologie rigoureuse.

Je serai accompagné pendant 10 ans par Dominique Picard qui après avoir administré Créfident avec Jean Claude Chardon viendra m'épauler en tant que Directeur de l'UNAPL. Ces nouvelles fonctions mériteraient de raconter une toute une autre Histoire, mais… il faudrait plusieurs volumes !

Désigné par l'UNAPL pour représenter des professions libérales de Santé au Conseil économique et social, troisième assemblée constitutionnelle, je serai élu secrétaire du bureau, pendant deux mandats. Mais la saga de la reconnaissance de l'odontologie comme discipline médicale à part entière reste pour moi le souvenir indépassable : y avoir participé et y avoir contribué à mon niveau aux côtés de confrères éclairés et de très grande qualité morale fut une belle aventure intellectuelle et sociale.

# Annexes

- Annexe 1 : Curriculum vitae du Dr Guy Robert
- Annexe 2 : Frise chronologique syndicale
- Annexe 3 : Évolution des couvertures de la revue *Le Chirurgien-dentiste de France* et du logo de la CNSD devenue CDF

## ANNEXE 1 :
## CURRICULUM VITAE DU DR GUY ROBERT

Robert, Guy, René, Charles

Né le 6 juillet 1935 à Tillenay, Côte-d'Or.

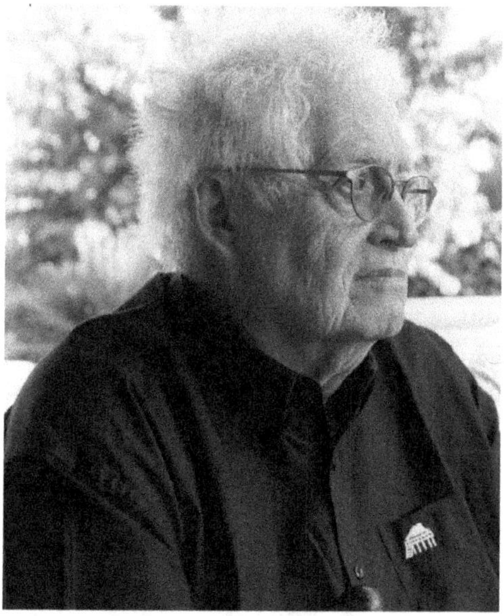

Dr Guy Robert, © Guy Robert.

*Formations et études*

École dentaire et Faculté de médecine de Paris

. Diplôme de chirurgien-dentiste en 1960

. Docteur en chirurgie dentaire en 1974

Thèse intitulée *Immunogènes et cavité buccale.*

*Exercice libéral*

Chirurgien-dentiste libéral à Givet dans les Ardennes de 1963 à 1965, puis à Dijon (Côte-d'Or) de 1965 à 1993.

*Fonctions professionnelles*

. Secrétaire général de l'Association des étudiants en chirurgie dentaire de Paris de 1956 à 1960

. Vice-président de la Fédération des étudiants de Paris, chargé des résidences universitaires de 1959 à 1960

. Secrétaire général de l'Union des jeunes chirurgiens-dentistes (UJCD) de 1967 à 1970. Président de la CNSD Côte-d'Or de 1971 à 1991

. Secrétaire général de la CNSD de 1978 à 1993. Secrétaire général du CNPS de 1978 à 1981

. Vice-président du Syndicat national de la presse médicale (SNPM) de 1984 à 1995

. Président du comité de la communication de la Fédération dentaire internationale (FDI) de 1984 à 1990 (correspondant de l'OMS (Organisation mondiale pour la santé))

. Secrétaire général de l'UNAPL de 1991 à 2004

. Membre de la commission permanente de la Délégation interministérielle des professions libérales (DIPL) placée auprès du Premier ministre de 1991 à 2001

. Membre de la Commission nationale de concertation des professions libérales (CNCPL) placée auprès du ministre des PME, du Commerce, de l'Artisanat, des Professions libérales et de la Consommation depuis 2001

. Membre du Conseil économique et social de 1994 à 2004 et élu secrétaire du bureau du Conseil économique et social de 1994 à 2004 – Rapporteur de l'avis *La prévention en matière de santé* présenté au nom de la section des affaires sociales du Conseil économique et social, adopté à l'unanimité par l'assemblée plénière du CES en novembre 2003

. Membre de la commission nationale de négociation collective (CNNC) de 1997 à 2004

. Membre du Conseil supérieur de la recherche et de la technologie de 1999 à 2004

. Président du conseil de surveillance de l'organisme financier des professions libérales INTERFIMO de 2000 à 2010

. Délégué général (2004), puis secrétaire général de 2005 à 2008 de l'Association pour la promotion de la société à gestion partagée (APLSAGP)

. Président de l'UCDR Bourgogne Franche-Comté et membre du conseil d'administration de l'Union des chirurgiens-dentistes retraités (UCDR)

. Président de la CNRPL (Confédération nationale des retraités des professions libérales) de 2010 à 2019.

*Divers*

. Organisateur et commissaire général d'expositions consacrées à l'histoire de l'Art dentaire à Paris en 1981 et 1992 (Centenaire du diplôme de chirurgien-dentiste)

. Collections d'objets d'histoire de l'art dentaire et de la médecine déposées et exposées au Musée des Arts et Traditions de Champlitte (Haute-Saône)

. Président du Musée virtuel d'histoire de l'art dentaire depuis 2013

. Directeur et éditorialiste de revues professionnelles : *La Voix dentaire*, *Le Chirurgien-Dentiste de France*, *Le Nouveau Praticien*, *L'Entreprise Libérale*.

*Décorations*

. Officier de la Santé publique de Côte d'Ivoire

. Officier de la Légion d'honneur (promotion de Pâques 1997)

*Distinction*

. Médaille de vermeil de la ville de Paris

Retraité depuis 1993. Interruption d'activité de 1975 à 1978, suite à un accident d'avion.

*Dessinateur*

À ses heures perdues, Guy Robert croquait les portraits de ses confrères. Un rituel consistait à solliciter Guy Robert afin qu'il réalise un crayonné de votre visage. Il a ainsi réalisé des centaines de portraits de confrères au cours des meetings et congrès auxquels il a participé ou bien qu'il a animés[8].

On peut voir ainsi deux dessins, deux portraits confraternels à la fin du Chapitre II. En voici un dernier.

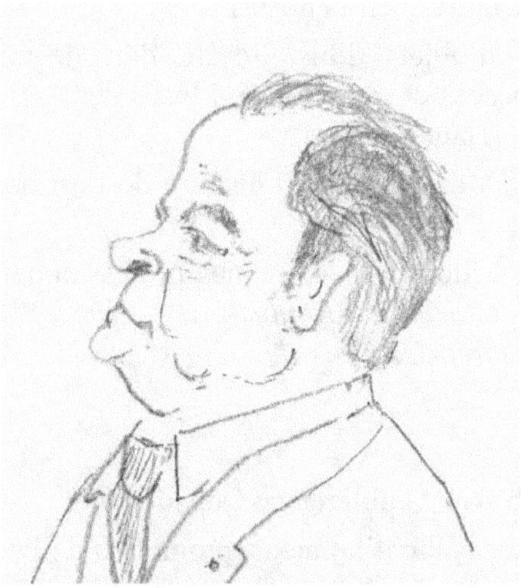

Dr Léo Hanachowitz, premier secrétaire général de l'ADF, © Guy Robert.

[8] Propos recueillis au cours d'une conversation téléphonique le 04/10/2025.

## Annexe 2 :
## Frise chronologique syndicale

Nous nous arrêterons délibérément aux années 2003, ce qui correspond à la fin des activités syndicales de Guy Robert[9].

. 1935 : création de la CNSD. Première mission : lutter contre toute forme de pratique illégale.

. 1938 : obligation d'avoir le baccalauréat pour pouvoir faire des études dentaires.

. 1940 : dissolution des syndicats par le gouvernement de Pétain. Ils sont rétablis en 1945 par le général de Gaulle.

. 1945 : création de la Sécurité sociale et des ordres médicaux par le général de Gaulle[10].

. 1946 : reprise de l'activité de la CNSD. Sa revue Le CDF paraît mensuellement.

. 1948 : arrêté Poinso-Chapuis qui limite la prescription des dentistes et leur capacité professionnelle. Naissance de la CARCD.

. 1949 : réforme des études. Le PCB est obligatoire pour pouvoir faire des études dentaires.

. 1958 : manifestations étudiantes pour l'obtention du doctorat. La CNSD soutient le mouvement.

. 1959 : la CNSD devient membre de la FDI[11].

. 1960 : la CNSD et les caisses signent une convention complémentaire pour une durée de 17 ans.

. 12 mai 1960 : un décret du 12 mai (n° 60-451, J. O. du 13 mai 1960 et rectif. J. O. 14 mai 1960) établit les rapports entre les praticiens et les organismes de sécurité sociale.

---

[9] Cf. https://lescdf.fr, *« Historique »*, 2025.

[10] Cf. Fournier Serge (sous la dir.), *Commémoration des 75 ans de l'Ordre national des Chirurgiens-dentistes – Réédition des bulletins de 1945*, commentée par Xavier Riaud, L'Harmattan (éd.), Collection Médecine à travers les siècles, Paris, 2021, 334 p.

[11] Cf. https://lescdf.fr, *« Historique »*, 2025.

. 1961 : la CNSD est membre fondateur du Comité de liaison des praticiens de l'art dentaire de la CEE.

. 1966 : dénonciation de toutes les conventions par la CNSD. La situation perdurera plusieurs mois. Les choses réclamées par la CNSD ne sont pas obtenues.

. 1967 : création de l'assurance dentaire.

. 1969 : arrêté Schumann qui définit la profession et annule l'arrêté Poinso-Chapuis. Les premières UER d'odontologie sont créées, le CNPS est créé[12].

. 16 juin 1970 : création de l'ADF.

. 1971 : obligation de la tenue d'un livre journal.

. 1972 : la loi instituant le doctorat en chirurgie dentaire est votée.

. 1975 : apparition de la taxe professionnelle. Alourdissement de la fiscalité.

. 16 juillet 1975 : signature d'une convention nationale provisoire entre les caisses de sécurité sociale, la CNSD et la FOFTA jusqu'au 1er janvier 1976.

. 13 juin 1976 : fermeture des cabinets ce jour-là pour procéder contre les pouvoirs publics

. 1977 : création d'une AGA pour une meilleure clarification fiscale. Spécialité en ODF et CECSMO. Création CNSD-services.

. 1er janvier au 28 juillet 1977 : pas de convention.

. 1978 : naissance de l'UNAPL. 1er congrès de la CNSD à Versailles où Jacques Monnot est élu président et Guy Robert, secrétaire général.

. 19 janvier 1978 : nouvelle convention nationale approuvée par arrêtée le 31 janvier.

. 1980 : création de Créfident. Fermeture des cabinets pour une action d'équité fiscale.

. 19 décembre 1980 : le Conseil d'État annule la convention nationale signée le 19 janvier 1978.

---

12 Cf. https://lescdf.fr, *« Historique »*, 2025.

. 1982 : 150 000 professionnels de santé sont dans la rue ; lutte contre l'exercice illégal, sauvegarde de la qualité des soins et des services, maintien de la liberté de choix des Français.

. 1983 : sortie de l'opposabilité de l'ODF par une lettre de Pierre Bérégovoy du 20 janvier 1983. Jean Jardiné devient président de la FDI.

. 18 janvier 1983 : signature d'une nouvelle convention nationale (arrêté du 5 mai 1983).

. 5 décembre 1986 : annulation de la convention par le Conseil d'État.

. 1987 : sortie de l'opposabilité de la couronne coulée métal non précieux (lettre de Philippe Seguin du 4 mai 1987).

. 21 janvier 1987 : accord transitoire signé avec la CNAMTS.

. 1989 : manifestation organisée par la CNSD et le CNPS contre les mesures gouvernementales à l'encontre de l'intérêt des praticiens.

. 31 mars 1990 : manifestation à Paris des professions de santé.

. 1991 : Jacques Reignault succède à Guy Robert[13].

. 1994 : création de l'internat en odontologie. Approbation de la convention du 31 janvier 1991 et de son avenant n° 1 (arrêté du 27 octobre 1994).

. 13 novembre 1995 : annulation de la convention.

. 1996 : signature du protocole MGEN.

. 8 mars 1996 : arrêté approuvant la convention provisoire expirant le 15 septembre 1996. Arrêté du 23 octobre 1996 qui prolonge la convention jusqu'au 31 octobre 1996.

. 1997 : nouvelle convention qui s'engage au plafonnement de certaines prothèses contre une revalorisation des soins. Reconnaissance de la prévention avec l'EXP (renommé BBD par les Caisses). Arrêté du 30 mai approuvant la convention nationale pour une durée de 4 ans (revalorisation des soins contre plafonnement des couronnes coulées, puis céramo-métalliques).

. 1998 : parution de l'arrêté Aubry qui bloque la convention.

---

[13] Cf. https://lescdf.fr, « *Historique* », 2025.

. 17 mars 1998 : arrêté approuvant l'avenant n° 1 du 4 décembre 1997.

. 26 juin 1998 : arrêté Aubry qui annule la revalorisation de la nomenclature prévue par l'arrêté d'approbation de la convention du 30 mai 1997, ce qui annule de facto toutes les revalorisations prévues et a entraîné une longue période de défiance conventionnelle.

. 1999 : Jacques Monnot devient président de la FDI.

. 2000 : congrès du centenaire de la FDI à Paris. Avenant à l'annexe annuelle parue au JO du 1er août 2000 (ajout de 3 actes à la nomenclature : scellement puit-sillon sealent, inlay-core, inlay-core avec clavette).

. 23 avril 2001 : déconventionnement de la CNSD.

. Septembre 2001 : avis portant approbation de l'avenant n° 2 signé le 22 mars 2001 entre les Caisses et l'UJCD (cotation des inlay-core). Avis portant reconduction tacite de la convention du 18 avril 1997.

. Décembre 2002 : signature de l'avenant n° 3 ; mise en place de l'AcBus et de la reconstruction avec ancrage radiculaire, le sc33 (arrêté du 30 janvier 2003).

. Décembre 2003 : signature de l'avenant n° 4 qui concerne les dispositions relatives à la télétransmission et à la formation continue (signé par l'UJCD et les Caisses).

. Mars 2003 : signature de l'avenant n° 5. La CNSD est de retour dans les instances conventionnelles.

En octobre 2018, le conseil d'administration vote le changement de nom de la CNSD qui devient les Chirurgiens-dentistes de France (les CDF)[14].

[14] Cf. https://lescdf.fr, « *Historique* », 2025.

## ANNEXE 3 : ÉVOLUTION DES COUVERTURES DE LA REVUE *LE CHIRURGIEN-DENTISTE DE FRANCE* ET DU LOGO DE LA CNSD DEVENUE CDF

Par le Dr Xavier Riaud

*. La revue*

Le *Dentiste de France* est une revue créée en 1929. La Confédération nationale des Syndicats dentaires (CNSD) fondée en 1935 est le fruit de l'union d'une centaine de syndicats. Cet organe de presse est le moyen choisi de véhiculer un savoir aux membres de ces derniers. La rédaction du *Dentiste de France* est poursuivie par le nouveau syndicat. Le premier numéro édité par la CNSD paraît en janvier 1936. Il adopte une forme d'information mensuelle.

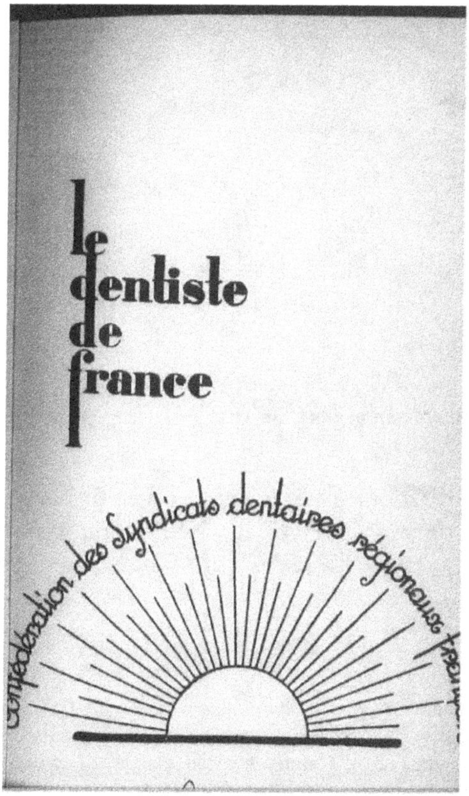


Couverture du *Dentiste de France* (1930) avec l'autorisation des CDF.

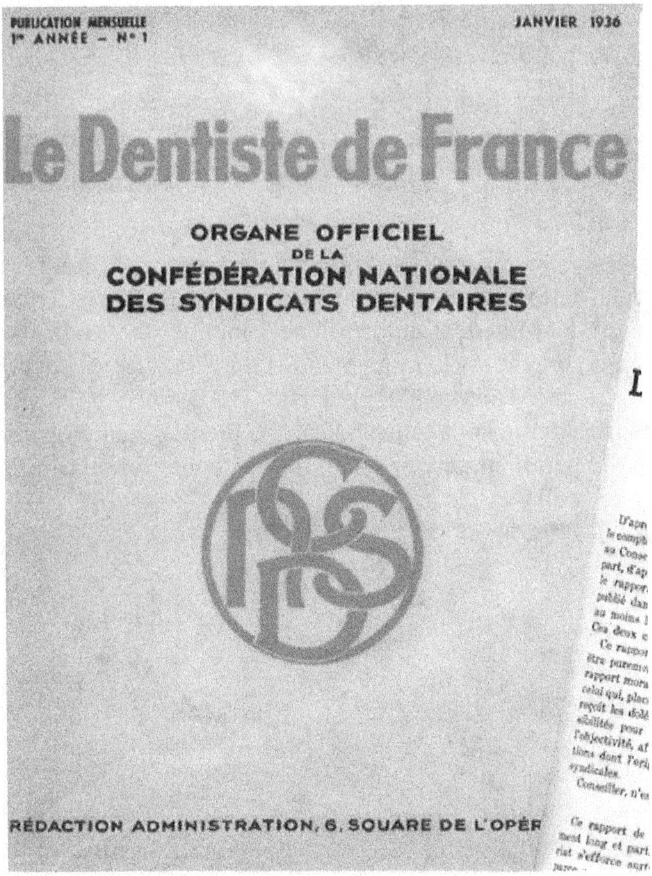
PUBLICATION MENSUELLE
1re ANNÉE – N° 1

JANVIER 1936

Le Dentiste de France

ORGANE OFFICIEL
DE LA
CONFÉDÉRATION NATIONALE
DES SYNDICATS DENTAIRES

RÉDACTION ADMINISTRATION, 6, SQUARE DE L'OPÉR

Couverture du *Dentiste de France* (janvier 1936)
avec l'autorisation des CDF[15].

Le maréchal Pétain ayant dissout les syndicats, la revue disparaît le temps de la guerre[16]. Il reparaît en 1947, la CNSD ayant repris ses fonctions premières en 1946. La revue paraît alors tous les deux mois.

[15] Cf. https://lescdf.fr, *« Historique »*, 2025.

[16] Cf. Fournier Serge (sous la dir.), *Commémoration des 75 ans de l'Ordre national des Chirurgiens-dentistes – Réédition des bulletins de 1945*, commentée par Xavier Riaud, L'Harmattan (éd.), Collection Médecine à travers les siècles, Paris, 2021, 334 p.

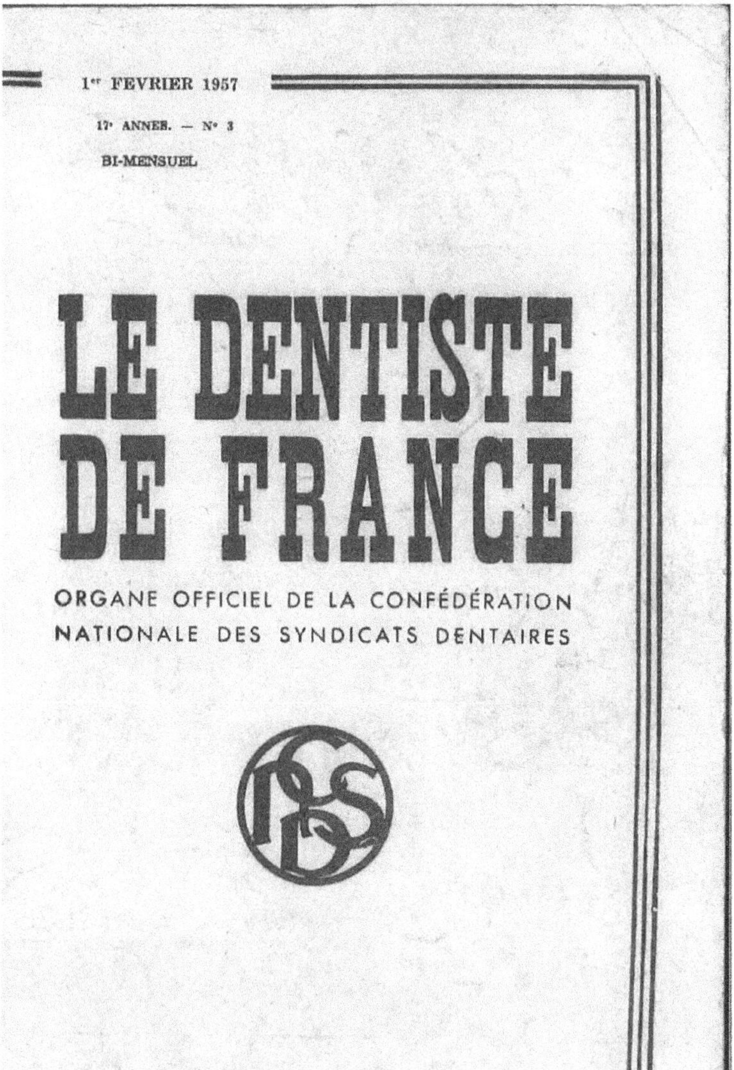
1er FEVRIER 1957

17e ANNEE. — N° 3

BI-MENSUEL

LE DENTISTE DE FRANCE

ORGANE OFFICIEL DE LA CONFÉDÉRATION NATIONALE DES SYNDICATS DENTAIRES

Couverture du *Dentiste de France* (1er février 1957)
avec l'autorisation des CDF.

La revue est devenue bimensuelle. Il semble que le comptage des années présente une erreur. En effet, 1957-17(ème année) = 1940.

Le premier numéro est publié en 1936.

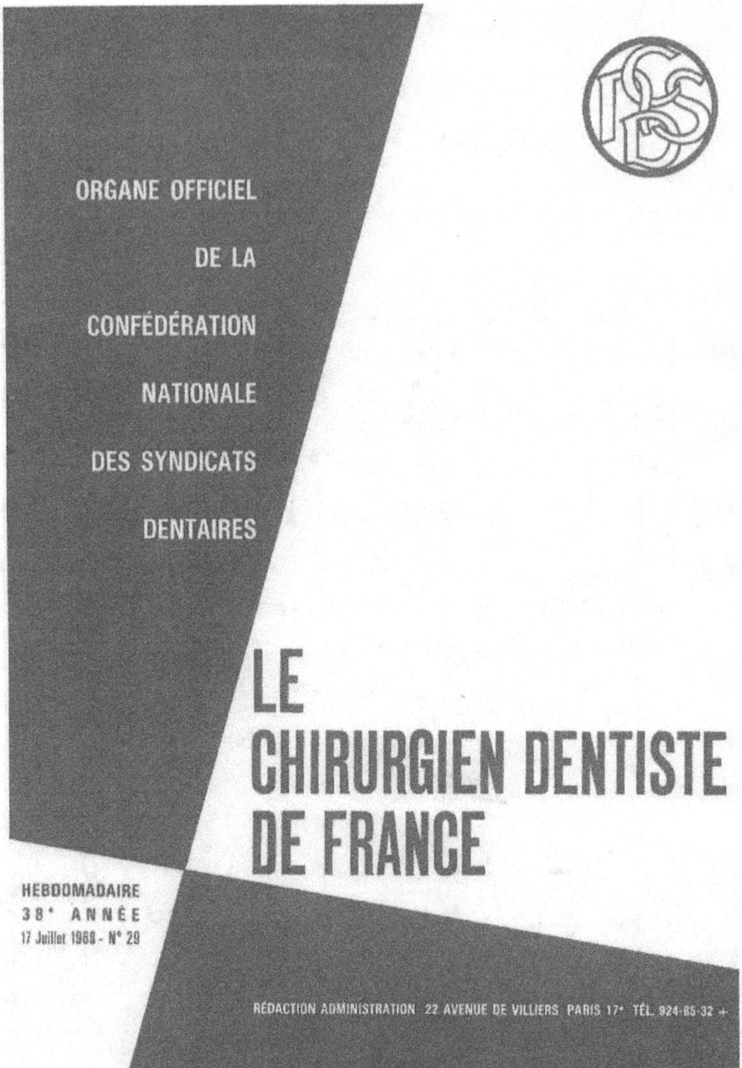
ORGANE OFFICIEL
DE LA
CONFÉDÉRATION
NATIONALE
DES SYNDICATS
DENTAIRES

LE
CHIRURGIEN DENTISTE
DE FRANCE

HEBDOMADAIRE
38e ANNÉE
17 Juillet 1968 - N° 29

RÉDACTION ADMINISTRATION 22 AVENUE DE VILLIERS PARIS 17e TÉL. 924-85-32 +

Couverture du *Chirurgien-dentiste de France* (17 juillet 1968)
avec l'autorisation des CDF.

La revue est devenue hebdomadaire. Elle a aussi changé de nom, elle est devenue *Le Chirurgien-dentiste de France*. Il semble que le comptage des années présente encore une erreur. En effet,

1968-38(ème année) = 1930. La CNSD n'est pas encore née (1935). À noter que les bureaux de la rédaction ont déménagé si l'on se réfère au numéro de 1936. Ils étaient au 6, square de l'Opéra, Paris 9$^e$, ils se sont installés au 22, avenue de Villiers, Paris 17$^e$. La revue comprend aussi une nouvelle numérotation. Ses auteurs cherchent à intéresser le plus de monde possible, à la rendre plus attrayante.

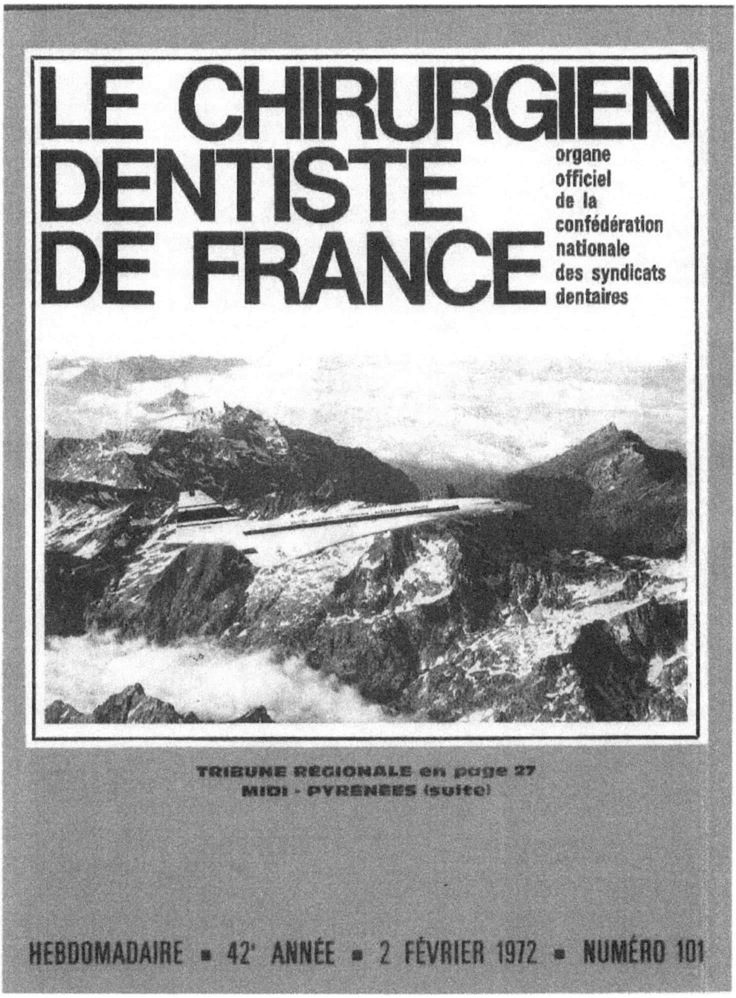


Couverture du *Chirurgien-Dentiste de France* (2 février 1972)
avec l'autorisation des CDF.

La revue est toujours hebdomadaire. Il n'y a plus de logo CNSD sur la couverture. L'adresse des bureaux de la rédaction n'y est pas mentionnée. La date de départ de référence de la revue est toujours celle de 1930, début officiel de la revue, mais pas de celle éditée par la CNSD (1936). La mention « Organe officiel de la confédération nationale des syndicats dentaires » apparaît toujours sur la couverture. La numérotation repart de zéro. La revue prend une couleur verte en référence à l'écologie, idéologie fleurissante en France. Le rouge est abandonné.

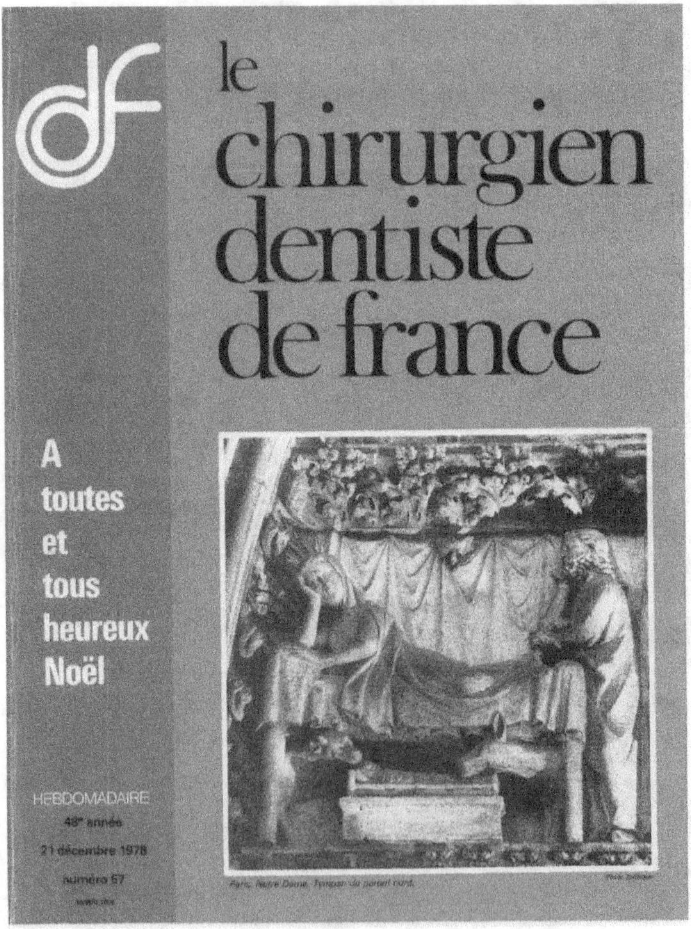


Couverture du *Chirurgien-Dentiste de France* (21 décembre 1978)
avec l'autorisation des CDF.

Aucun logo CNSD sur cette couverture. Aucune mention d'une quelconque appartenance à la CNSD. L'adresse de la rédaction n'est pas citée dessus. De même, l'année de référence de l'origine de la revue semble définitivement être arrêtée à celle de 1930. Un logo CDF apparaît dessus pour la première fois, ce qui laisse imaginer qu'une modification du design a été tentée.

***

À partir de 1978, le Dr Guy Robert prend les rênes du *Chirurgien-dentiste de France*. Il les conserve jusqu'en 1990. Il veut que ce journal dentaire ressemble à un magazine que le dentiste consulte à son cabinet et ramène le soir chez lui afin que son épouse en fasse autant[17]. Il met son expérience acquise dans la presse étudiante au service du relooking de la revue. C'est lui notamment qui introduit la couleur dans la revue.

Il voit cette dernière comme *« un phénix qui lisse ses plumes, demande à ses auteurs de travailler et de faire de la recherche. Et chaque semaine, il renaît de ses cendres. »*

Pour relancer son attractivité, son nom devient décennal à partir des années 1980 et est renouvelé pour la décennie suivante.

Bien sûr, de nombreux exposés scientifiques y sont exposés rédigés par d'éminents confrères/consœurs venant de toute la France dont la qualité demeure indéniable

Il ouvre de plus ses pages à de nouvelles rubriques. La culture peut s'y exprimer. La gastronomie également puisque de bons restaurants sont recommandés régulièrement. Des manifestations sportives nationales y trouvent un certain écho encore plus si des confrères y sont impliqués. Enfin, la réclame s'y exprime dans un certain nombre de pages permettant à des partenaires de trouver une tribune. Dans le premier numéro paru en 1936, il y avait 45 pages pour 51 d'informations syndicales[18].

Robert Sire, un dentiste d'Orléans et dessinateur hors pair, y nourrit une rubrique régulièrement à travers des caricatures

[17] Conversation téléphonique avec le Dr Guy Robert le 19/10/2025.
[18] Cf. https://lescdf.fr, *« Historique »*, 2025.

humoristiques consacrées aux bêtises d'un enfant dans une salle d'attente de dentiste.

Henri Lamendin y apporte aussi son regard d'historien de l'art dentaire. Il est décédé en 2017, mais il poursuivra sa rédaction d'articles à ce sujet presque jusqu'au bout. J'ai eu l'insigne privilège de marcher dans ses pas avec l'écriture de quelques articles relatifs à l'histoire de l'art dentaire qui y sont parus aussi.

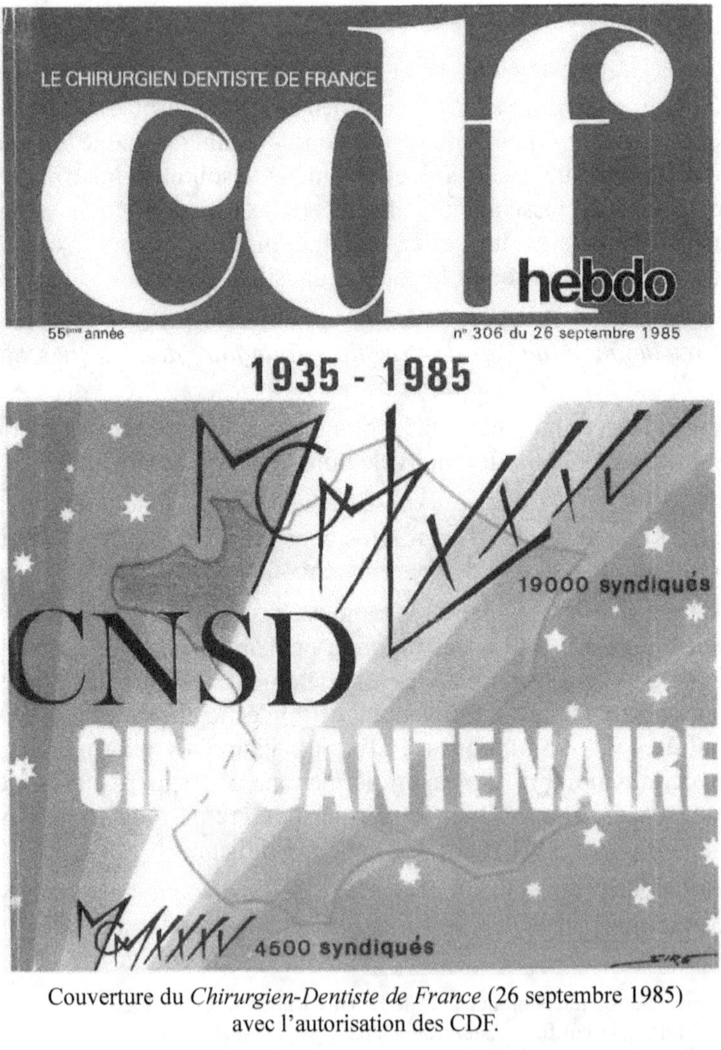


Couverture du *Chirurgien-Dentiste de France* (26 septembre 1985) avec l'autorisation des CDF.

Le *Chirurgien-dentiste de France* toujours cité en couverture devient le *CDF Hebdo*. Le sigle prend le pas sur le titre originel. À titre d'information, à l'angle droit se trouve la signature « Sire ». C'est ainsi que Robert Sire, un dentiste installé à Orléans, signe ses œuvres. Caricatures, dessins historiques et portraits, il a assuré de nombreuses couvertures de livres d'Henri Lamendin et des miens notamment.

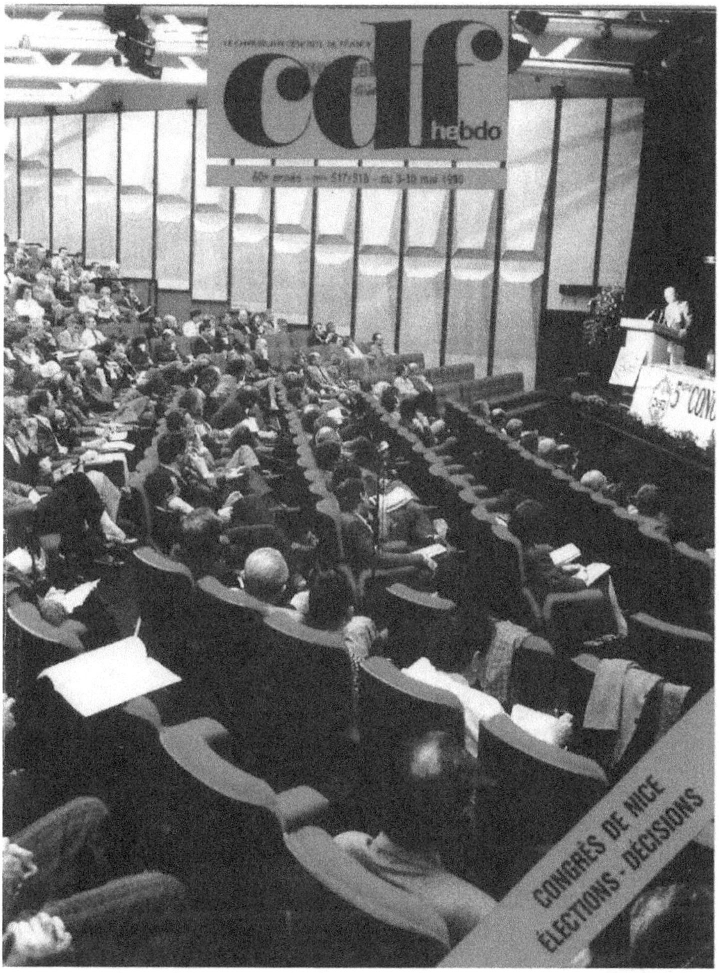


Couverture du *Chirurgien-Dentiste de France* (3-10 mai 1990)
avec l'autorisation des CDF.

Ce numéro comprend deux numéros en un. Il semble revêtir un caractère exceptionnel. Le design du titre de la revue change bien que les caractères soient représentés de la même façon. Il est plus discret, plus petit.

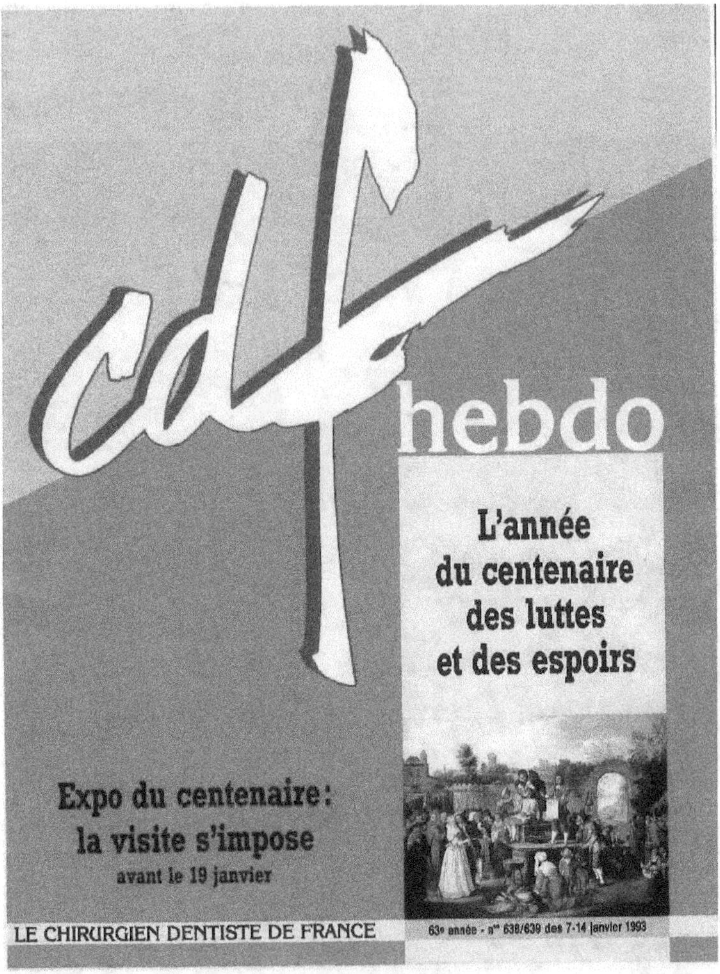


Couverture du *Chirurgien-Dentiste de France Magazine* (3-10 mai 1990)
avec l'autorisation des CDF.

Le *CDF Hebdo* revient en grand sur la couverture, mais CDF prend une forme plus manuscrite. Là aussi, un deux numéros en un. La mention Le *Chirurgien-dentiste de France* réapparaît. C'est un numéro spécial consacré au centenaire du diplôme de chirurgien-dentiste. La revue n'hésite pas à publier des numéros spéciaux dont les thématiques varient : 50aire de la CNSD (1985) ou sur le SIDA par exemple (1988).

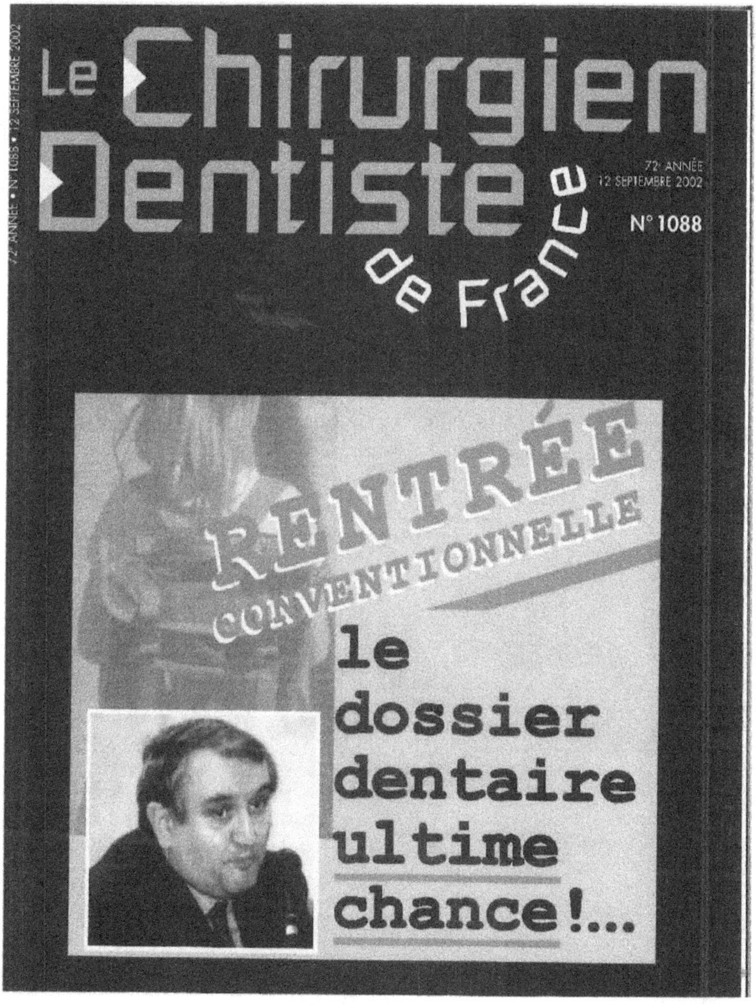


Couverture du *Chirurgien-Dentiste de France Magazine* (12 septembre 2002) avec l'autorisation des CDF.

C'est un retour au titre intégral de *Chirurgien-dentiste de France* sans abréviation, mais la maquette de couverture tâtonne. Va s'en suivre une série d'illustrations similaires.

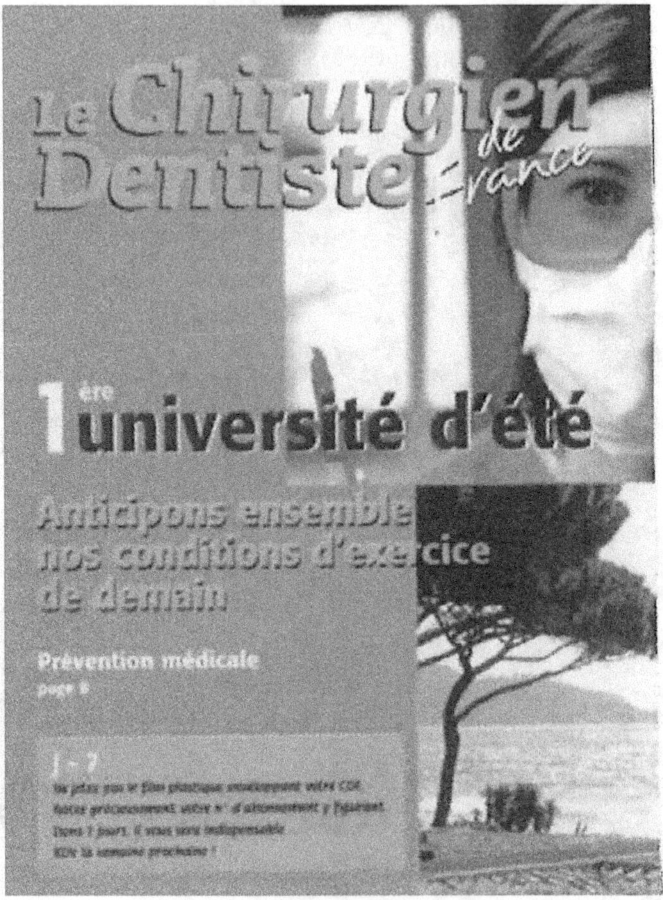


Couverture du *Chirurgien-Dentiste de France Magazine* (24 juin 2007) avec l'autorisation des CDF.

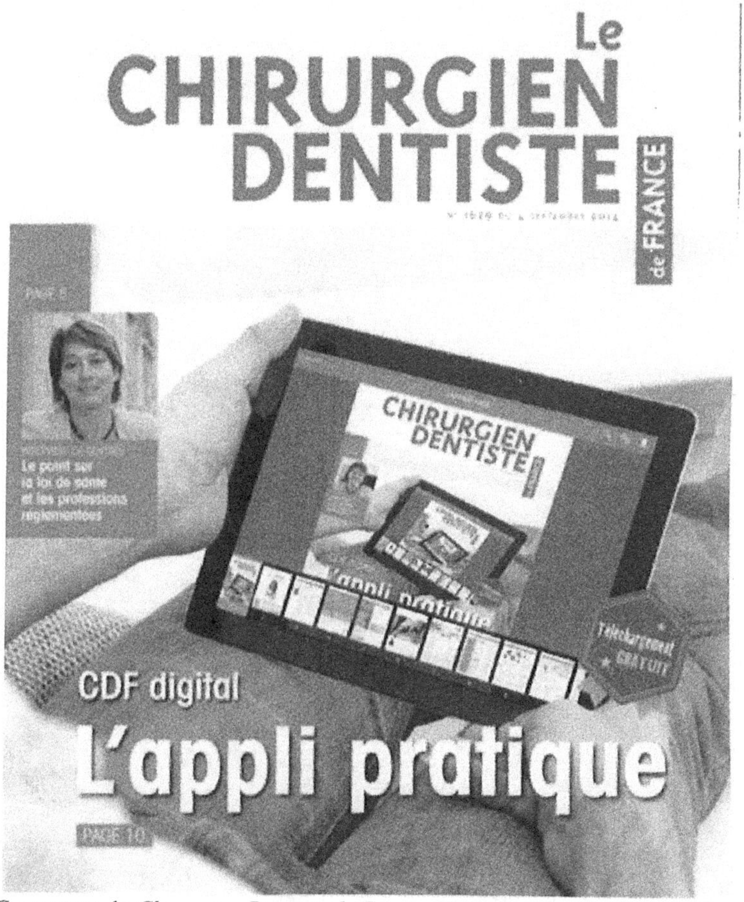


Couverture du *Chirurgien-Dentiste de France Magazine* (4 septembre 2014) avec l'autorisation des CDF.

Pour revenir à la formulation CDF Mag dans les années 2020. L'aventure est toujours en cours et se poursuit.

Guy Robert en voyant ces documents s'est exclamé : *« Cela résume bien la volonté d'adaptation de notre mouvement syndical*[19]*. »* S'adapter, évoluer, deux mots essentiels.

---

[19] Mail du 19/10/2025, 21h19.

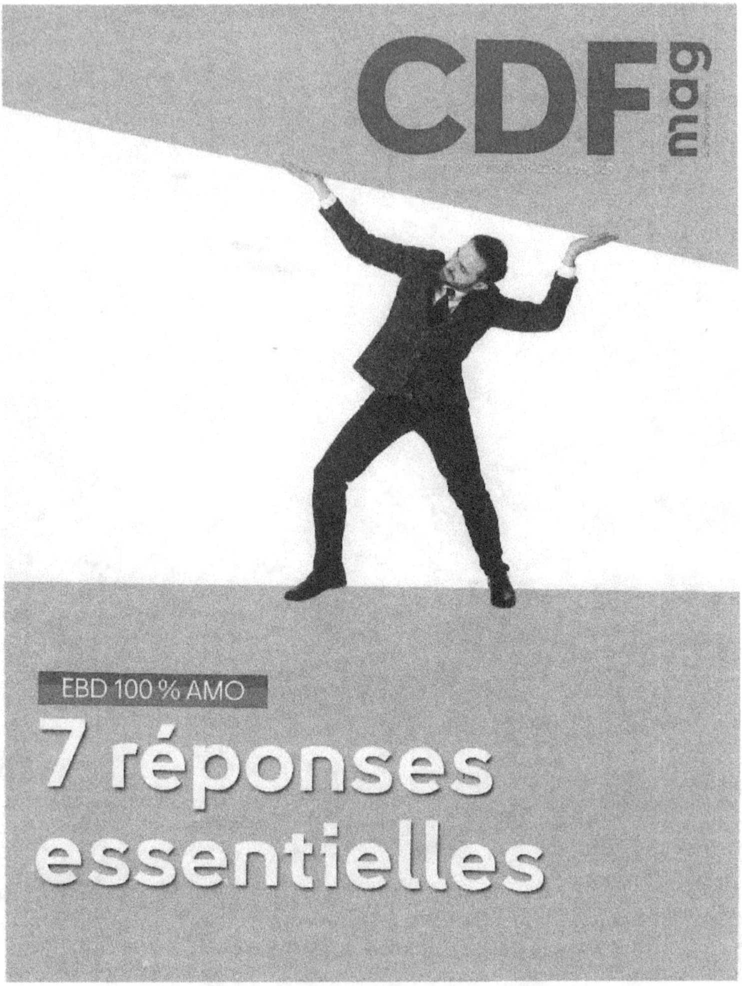


Couverture du *Chirurgien-Dentiste de France Magazine* (23 octobre 2025) avec l'autorisation des CDF.

- Élever le niveau de l'enseignement ;
- Défendre l'exercice libéral ;
- S'unir avec les autres professionnels de santé[20].

S'adapter, évoluer là encore. Les maîtres-mots de 90 années de syndicalisme représentatif.

[20] Cf. https://lescdf.fr, *« Historique »*, 2025.

*. Le logo CNSD/CDF*

Logo CNSD (1936-1970) avec l'autorisation des CDF.

Logo CNSD (années 1980) avec l'autorisation des CDF.

Logo CNSD (années 1990) avec l'autorisation des CDF.

CNSD

Logo CNSD (années 2000) avec l’autorisation des CDF.

Les CDF

Logo CNSD (années 2020) avec l’autorisation des CDF.

# Remerciements

Je me dois de remercier en premier lieu ma famille et tous mes proches sans qui rien n'aurait été possible.

J'adresse aussi tous mes remerciements à Dominique Picard pour sa constante assistance et l'apport précieux de ses souvenirs.

Je fais part de toute ma gratitude à Alexandre de Cambolas qui m'a d'emblée encouragé et accordé avec bienveillance son efficace soutien.

Je ne peux pas non plus oublier Xavier Riaud, pour ses conseils et son exceptionnelle compétence consacrée à la réalisation de cet ouvrage.

## TABLE DES MATIÈRES

## Structures éditoriales du groupe L'Harmattan

**L'Harmattan Italie**
Via degli Artisti, 15
10124 Torino
harmattan.italia@gmail.com

**L'Harmattan Hongrie**
Kossuth l. u. 14-16.
1053 Budapest
harmattan@harmattan.hu

---

**L'Harmattan Sénégal**
10 VDN SICAP AMITIE 3
BP 45034 Dakar-Fann
direction@senharmattan.com

**L'Harmattan Cameroun**
Tsinga/Derrière polyclinique FECAFOOT
BP 11486 Yaoundé
Jacques.koukam@harmattan.fr

**L'Harmattan Burkina Faso**
Villa 281, secteur 23 623, rue 14.32
Ouagadougou
zagbie@outlook.fr

**L'Harmattan Guinée**
Almamya, rue KA 028 OKB Agency
BP 3470 Conakry
harmattanguinee@yahoo.fr

**L'Harmattan RDC**
185, avenue Nyangwe
Commune de Lingwala – Kinshasa
matangilamusadila@yahoo.fr

**L'Harmattan Congo**
219, avenue Nelson Mandela
BP 2874 Brazzaville
deunovmikhael@gmail.com

**L'Harmattan Mali**
Immeuble Mgr Jean Marie Cissé
Aci Hamadallaye
BP 145 Bamako
syllaka@yahoo.fr

**L'Harmattan Togo**
Djidjole – Maison Amela
face EPP BATOME
02 BP 20680 Lomé
didieramela11@gmail.com

**L'Harmattan Côte d'Ivoire**
Résidence Karl – Cité des Arts
Abidjan-Cocody
03 BP 1588 Abidjan
harmattan.ivoire@gmail.com

**L'Harmattan Bénin**
Rue 604, (Immeuble à l'entrée
de la rue UCAO- Cite de Saint-Jean)
Cotonou
stepcorpus@gmail.com

---

## Nos librairies en France

**Librairie internationale**
16, rue des Écoles
75005 Paris
librairie.internationale@harmattan.fr
01 40 46 79 11
www.librairieharmattan.com

**Librairie des savoirs**
21, rue des Écoles
75005 Paris
librairie.sh@harmattan.fr
01 46 34 13 71
www.librairieharmattansh.com

www.ingramcontent.com/pod-product-compliance
Lightning Source LLC
LaVergne TN
LVHW021230061026
849535LV00008B/3001